• 全国高等职业教育康复治疗技术专业"十三五"规划教材 •

U0297414

言语治疗技术

（供康复治疗技术专业使用）

主　编　张海霞

副主编　梁丹丹　智　娟　李凌雁

编　者　（以姓氏笔画为序）

王　维（沧州医学高等专科学校）

印杰松（泰州职业技术学院）

包　静（铜仁职业技术学院）

朱龙云（聊城市东昌府区妇幼保健院）

刘　昕（南京卫生高等职业技术学校）

李凌雁（大庆医学高等专科学校）

张立男（湖南中医药高等专科学校）

张海霞（聊城职业技术学院）

郑若楠（郑州铁路职业技术学院）

梁丹丹（合肥职业技术学院）

智　娟（江苏医药职业学院）

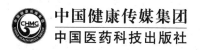

中国健康传媒集团

中国医药科技出版社

内 容 提 要

　　本教材为"全国高等职业教育康复治疗技术专业'十三五'规划教材"之一，系根据本套教材的编写指导思想和原则要求，结合专业培养目标和本课程的教学目标、内容与任务要求编写而成。本教材具有专业针对性强、紧密结合新时代行业要求和社会用人需求、与职业技能鉴定相对接的特点。内容主要包括：总论、言语语言基础知识、失语症、构音障碍、吞咽障碍、语言发育迟缓、口吃、听力障碍。本教材为书网融合教材，即纸质教材有机融合电子教材、教学配套资源（PPT、微课、视频、图片等）、题库系统、数字化教学服务（在线教学、在线作业、在线考试）。

　　本教材主要供康复治疗技术专业师生使用，也可作为康复医学工作者的专业参考书。

图书在版编目（CIP）数据

言语治疗技术 / 张海霞主编. —北京：中国医药科技出版社，2019.12

全国高等职业教育康复治疗技术专业"十三五"规划教材

ISBN 978-7-5214-1434-9

Ⅰ. ①言… Ⅱ. ①张… Ⅲ. ①言语障碍–治疗–高等职业教育–教材 Ⅳ. ①R767.92

中国版本图书馆 CIP 数据核字（2019）第 266960 号

美术编辑　陈君杞

版式设计　易维鑫

出版　**中国健康传媒集团** | 中国医药科技出版社

地址　北京市海淀区文慧园北路甲 22 号

邮编　100082

电话　发行：010–62227427　邮购：010–62236938

网址　www.cmstp.com

规格　889×1194mm　¼₁₆

印张　11 ¼

字数　243 千字

版次　2019 年 12 月第 1 版

印次　2024 年 6 月第 3 次印刷

印刷　北京京华铭诚工贸有限公司

经销　全国各地新华书店

书号　ISBN 978-7-5214-1434-9

定价　**35.00 元**

获取新书信息、投稿、为图书纠错，请扫码联系我们。

数字化教材编委会

全国高等职业教育康复治疗技术专业"十三五"规划教材

出版说明

为深入贯彻《现代职业教育体系建设规划（2014－2020 年）》以及《医药卫生中长期人才发展规划（2011－2020 年）》文件的精神，满足高职高专康复治疗技术专业培养目标和其主要职业能力的要求，不断提升人才培养水平和教育教学质量，在教育部、国家卫生健康委员会及国家药品监督管理局的领导和指导下，在全国卫生职业教育教学指导委员会康复治疗技术专业委员会有关专家的大力支持和组织下，在本套教材建设指导委员会主任委员江苏医药职业学院陈国忠教授等专家的指导和顶层设计下，中国医药科技出版社有限公司组织全国 80 余所高职高专院校及其附属医疗机构近 150 名专家、教师历时 1 年精心编撰了"全国高等职业教育康复治疗技术专业'十三五'规划教材"，该套教材即将付梓出版。

本套教材包括高等职业教育康复治疗技术专业理论课程主干教材共计 13 门，主要供全国高等职业教育康复治疗技术专业教学使用。

本套教材定位清晰、特色鲜明，主要体现在以下方面。

一、紧扣培养目标，满足职业标准和岗位要求

本套教材的编写，始终坚持"去学科、从目标"的指导思想，淡化学科意识，遵从高等职业教育康复治疗技术专业培养目标要求，对接职业标准和岗位要求，培养能胜任基层医疗与康复机构的康复治疗或相关岗位，具备康复治疗基本理论、基本知识，掌握康复评定和康复治疗的基本技术及其应用能力，以及人际沟通、团队合作和利用社会康复资源能力的高端技能型康复治疗技术专门人才，教材内容从理论知识的深度、广度和技术操作、技能训练等方面充分体现了上述要求，特色鲜明。

二、体现专业特色，整体优化，紧跟学科发展步伐

本套教材的编写特色体现在专业思想、专业知识、专业工作方法和技能上。同时，基础课、专业基础课教材的内容与专业课教材内容对接，专业课教材内容与岗位对接，教材内容着重强调符合基层岗位需求。教材内容真正体现康复治疗工作实际，紧跟学科和临床发展步伐，具有科学性和先进性。强调全套教材内容的整体优化，并注重不同教材内容的联系与衔接，避免了遗漏和不必要的交叉重复。

三、对接考纲，满足康复（士）资格考试要求

本套教材中，涉及康复医学治疗技术初级（士）资格考试相关课程教材的内容紧密对接《康复医学治疗技术初级（士）资格考试大纲》，并在教材中插入康复医学治疗技术初级（士）资格考试"考点提示"，有助于学生复习考试，提升考试通过率。

四、书网融合，使教与学更便捷更轻松

全套教材为书网融合教材，即纸质教材与数字教材、配套教学资源、题库系统、数字化教学服务有机融合。通过"一书一码"的强关联，为读者提供全免费增值服务。按教材封底的提示激活教材后，读者可通过 PC、手机阅读电子教材和配套课程资源（PPT、微课、视频等），并可在线进行同步练习，实时反馈答案和解析。同时，读者也可以直接扫描书中二维码，阅读与教材内容关联的课程资源，从而丰

富学习体验，使学习更便捷。教师可通过 PC 在线创建课程，与学生互动，开展在线课程内容定制、布置和批改作业、在线组织考试、讨论与答疑等教学活动，学生通过 PC、手机均可实现在线作业、在线考试，提升学习效率，使教与学更轻松。此外，平台尚有数据分析、教学诊断等功能，可为教学研究与管理提供技术和数据支撑。

编写出版本套高质量教材，得到了全国知名专家的精心指导和各有关院校领导与编者的大力支持，在此一并表示衷心感谢。出版发行本套教材，希望受到广大师生欢迎，并在教学中积极使用本套教材和提出宝贵意见，以便修订完善，共同打造精品教材，为促进我国高等职业教育康复治疗技术专业教育教学改革和人才培养做出积极贡献。

中国医药科技出版社

2019 年 11 月

全国高等职业教育康复治疗技术专业"十三五"规划教材

建设指导委员会

前言
Foreword

随着社会经济的发展、科技的进步，我国康复医学事业亦得到了快速发展。按照国务院、教育部、国家卫生健康委员会等有关文件精神，加快培养医药卫生事业改革急需的高素质技术技能型卫生职业人才。按照符合康复治疗岗位要求的国家教学标准及人才培养方案，相应的教材也必须适应新变化进行修订和完善。

言语治疗技术是康复治疗技术专业的一门专业核心课，是康复治疗技术教学的重要组成部分。在我国，言语治疗技术是一门新兴的学科，即使在发达国家也是较新领域。当今社会，随着人们对生活质量要求的提高，言语治疗越来越多地受到重视。

本教材编写主要依据国家高等职业教育康复治疗技术专业教学标准要求，以贴近学生、贴近岗位、贴近职业环境为教材编写宗旨，在编写评价方法上主要介绍的是适合我国语言特点和文化特点的评价方法，如汉语标准失语症检查法、汉语构音障碍评定法、儿童语言发育迟缓检查等。在治疗方法上借鉴国际言语康复治疗的现代理论和技术的基础上，结合国内言语康复治疗的实践经验编写而成。本教材为书网融合教材，即纸质教材有机融合电子教材、教学配套资源（PPT、微课、视频、图片等）、题库系统、数字化教学服务（在线教学、在线作业、在线考试）。

全教材共分为8章，包括总论、言语语言基础知识、失语症、构音障碍、吞咽障碍、语言发育迟缓、口吃、听力障碍。通过学习，学生能解释各种言语障碍发生的原因，能够对各种言语障碍（失语症、构音障碍等）进行评估和治疗，从而胜任言语治疗师的工作。本教材可作为康复治疗技术专业专科生的教材，也可作为其他康复相关专业及言语治疗师的参考书。

在本教材编写过程中，得到了聊城职业技术学院、合肥职业技术学院、大庆医学高等专科学校、江苏医药职业学院等院校及聊城市东昌府区妇幼保健院等医院给予的大力支持与帮助，在此一并表示感谢！由于时间仓促和编者水平有限，教材中难免出现一些遗漏和不足之处，敬请广大同行及读者提出宝贵意见。

编　者

2019 年 11 月

目 录
Contents

第一章

总 论

学习目标

1. **掌握** 语言和言语的概念。
2. **熟悉** 言语治疗技术的发展史。
3. **了解** 言语-语言形成的过程和语音学的知识。
4. 具有言语治疗的基本知识。
5. 能建立言语治疗技术的思维方法和理解言语治疗的任务。

第一节 言语治疗技术发展史

扫码"学一学"

言语治疗是康复治疗技术的重要组成部分，是对各种言语障碍和交流障碍进行评价、治疗和研究的学科。

发达国家言语治疗起步较早，在第一次世界大战中，大量颅脑损伤的患者需要抢救和治疗，一些从事神经病学的医生开始对言语障碍患者进行治疗。第二次世界大战期间，由于外伤及各种噪音导致，出现了大量外伤性失语症及听力下降的患者，神经病学医生、耳科医生和言语病理学家开始联合起来对言语及听力障碍患者进行治疗，言语障碍的研究至此得到较大发展。言语治疗发展的另一个标志是言语治疗师数量的增加和教育水平的提高，目前美国有 310 余所大学中设有语言病理本科教育，其中 200 余所大学设有语言病理硕士和博士研究生教育。加拿大、德国、日本、澳大利亚等也相继建立了言语治疗专业，培养言语治疗和研究的专业人员。

我国古代医学文献及史册上就已经记载了一些有关言语治疗的理论和方法，如甲骨文中的"疾言"及《难经》中的言语器官描述等。但言语治疗作为一门系统、科学、独立的综合学科，在我国大陆地区建立于 20 世纪 80 年代末期，至今也就 30 余年历史。经过 30 余年的发展，我国在言语治疗上积累了大量经验。在言语评定方面，研制出了构音障碍评价法、汉语失语症评定量表、言语失用评价法以及计算机辅助评估系统等多种自主知识产权的评估工具。在言语治疗方面，也从最初的构音障碍、失语症、儿童听力障碍的康复，扩展出儿童语言发育迟缓、口吃、儿童孤独症语言障碍、嗓音障碍等多种类型的言语语言障碍治疗。2013 年，教育部本科教育专业目录调整，正式建立"听力与言语康复学"本科专业，并隶属于"医学技术"学科。这是言语治疗学科专业化的一个重要举措，也标志着我国言语治疗的人才培养步入规范化、系统化的新里程。目前，我国已有 9 所高校开设听

1

力与言语康复学专业，但我国听力与言语康复专业本科及以上毕业生每年不足 400 人，经过专业培训的言语治疗师仅 2000 人左右，包括全国的听障儿童语言训练或听力康复专业人员，总计约 7000 人左右。其中许多是由其他专业转换而来，技术水平参差不齐。根据国际标准要求，每 10 万人口应配备 20 名言语治疗师，中国言语治疗师缺口至少十余万人。

第二节 "语言"与"言语"

在学习言语治疗学之前，必须明了两个概念：语言（Language）和言语（Speech），它们是人类交流思想的工具，但是在人们日常生活中，语言和言语二词往往混用，虽然不会影响意思的理解，但从言语治疗学的角度来说，两者具有不同的含义，只有分清了这些概念，才能在言语治疗工作中做到有的放矢。

一、语言与言语

（一）语言

语言（Language）是人类思维和交流的工具，语言的使用是人与动物的重要区别。人类社会的交流靠的是语言，人类的思维也主要是以语言为基础，语言是人类社会中约定俗成的符号系统，人们通过应用这些符号达到交流的目的。它包括人类通过大脑对符号的运用（表达）和接受（理解）的能力，符号包括口语、书面语、手势语、表情、图形等。不同国家、地区、民族的语言不同，应用符号系统和符号组合的规则也不相同。语言是人类所独有的、复杂的认知心理活动，是人类进行工作、生活、交流必不可少的一种能力，需要经过后天的学习和反复体验而获得。代表性的语言障碍是失语症和儿童语言发育迟缓。

（二）言语

言语（Speech）人们运用语言进行交际的过程叫言语，是声音语言（口语）形成的机械过程，强调神经和肌肉参与的发声器官机械运动的过程。为了使口语表达发音清晰，需要有关的神经和肌肉参与活动。当这些神经或者肌肉发生病变时，就会出现说话费力或发音不清。代表性的言语障碍是构音障碍。

语言与言语相互独立而又相互统属，语言是言语表达的产物，也是言语表达的工具，言语与语言的关系见图 1-1。言语是第一级的，语言是第二级的，有言语的地方自然就有语言，语言是通过言语来进行表达的。言语是语言的源头，是碎片化的语言，需要构音器官的协调运动；语言是言语的综合，是系统化的言语，包含语法、语用、语义。语言与言

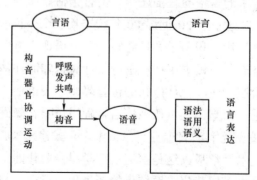

图 1-1 言语与语言的关系

语之间通过语音相互依存，相互作用。语言会对言语的表达起到积极、正向的推动性作用，能够规范言语的表达形式与表达方法，也向言语提供了统一的规范，使之更加能够易于理解与接收，才能够起到表达的效果。反之，言语是语言的基础与根基，只有个人的言语汇总整合，才会形成整体性的社会语言系统。从纵向的时间维度来看待，言语产生早于语言而产生，在言语的应用过程中，逐渐在个体之间产生了具有一致性的言语运用规则，如此而形成语言，形成社会表达规则，言语才会被社会与群体所理解与接受。

二、听力与听觉

（一）听力

听力（Hearing）是感受声音的能力，即对不同强度的声响是否听得清楚的能力，是靠耳和神经的传导完成的。听力障碍是耳聋的表现。

（二）听觉

听觉（Auditory sense）是人们认识和理解声音的能力，即整合了听力和聆听，并能处理听到的声音信息的能力。比如一个响声是铃铛声还是说话声，一声召唤是哥哥还是姐姐，一句话是什么意思。声音的理解是脑的功能，是多种感知系统综合形成的概念。声音与认知的结合，形成概念和记忆，在语言的环境中声音语言形成了对语言的认知和记忆，所以听觉是言语的起步。儿童语言发育早期就是认知阶段，达到一定程度才形成言语的表达。听力是听觉能力发展的基础，只有声音信息传递到大脑，个体接收到丰富的听觉刺激，具备充足的听觉经验，才能发展成良好的听觉能力。

听觉能力的发展是一个复杂的、连续的过程，具有一定的阶段性特征。厄伯（Erber）提出听觉能力发展分 4 个阶段，分别是听觉察知、听觉分辨、听觉识别和听觉理解。

1. 听觉察知（Sound awareness） 是最基础的听觉能力，指可以感受到声音的有无，包括环境声音和语音的开始与结束，并能有意识的聆听声音。这时，孩子听到声音可能会抬头、用手指耳朵或者睁大眼睛。

2. 听觉分辨（Sound discrimination） 是指能判断声音的异同，区别不同的声音，包括音量、音质、音长或元音和辅音的差异等。

3. 听觉识别（Sound identification） 是指可以理解不同声音所代表的意义，能从备选项中指出目标声音，明确声音的特性，又称为听觉确定。

4. 听觉理解（Sound comprehension） 是指能实现音义结合，依据既有的语言知识，理解声音的信息。理解是听觉能力的较高水平。具备听觉理解能力，人们不但可以听清不同的声音，理解声音或语言的意义，而且可以通过聆听进行正常的言语交流。

如图 1-2 所示，听觉能力发展的 4 个阶段是连续的，前一阶段是后一阶段的基础，但 4 个阶段又不是绝对分离的。比如，一个人可以同时完成声音的分辨和识别两个水平的活动。

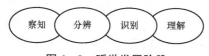

图 1-2 听觉发展阶段

三、言语−语言形成的基础

（一）口头语言形成过程分析

口头语言形成的过程包括：说话者在说出话语之前先形成思想（即要表达的意义），然后经过信息处理，将思想转换成一种具有言语结构的语言代码，再通过构音器官运动将形成的声波"传送"到听话者那里，由听话者进行译码，使其成为和说话者相同或极其相似的思想（图 1−3）。

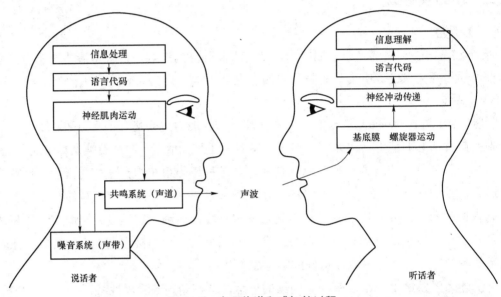

图 1−3　言语传递和感知的过程

（二）书面语言形成过程分析

书面语言又称文字语、笔语。书面语言的生成是指人们利用文字来表达思想情感的过程，即通常所说的写作过程。它是将声音转化为文字，靠文字记录书写的一种语言符号系统，是隐含着语音而无声响的语言。人们在写作时，首先要构思所要表达的意思，并且把思想转化成有组织的言语代码；其次，人们还要把言语代码转化成无声的言语，把思想保留在短时记忆中；最后再选择文字符号把意义表达出来。书面语言是在文字产生之后，在口头语言基础上逐渐形成和发展起来的。书面语言与口头语言相比，更加正式，具有规范性、确切性、严谨性等特点，因此进行得较慢。

第三节　语音学简介

扫码"学一学"

语音，是指从人类发音器官发出来的、能够表达一定意义的声音，是研究语言的物理属性、人类的发音方法、语音的生理过程、语音的特性和在言语中的变化。语言是声音和意义的聚合体，声音是语言的形式，意义是语言的内容，二者缺一不可。语音是语言的物质外壳，语言要通过语音来传递信息。没有语音这个物质外壳，语言就成为不可捉摸的东西，意义将无法传递，语言就不能成为交际工具。在言语康复中如何发音，应该以语音学知识为基础指导患者进行训练。

一、音节与音素

（一）音节

音节是语音结构的基本单位，是听觉上能够自然分辨的最小语音片断，也是康复训练中的基本单位。在汉语中一般是一个字为一个音节，如"北京天安门"是五个汉字，也就是五个音节。传统的汉语语音学，把汉语的音节分为声母、韵母、声调三部分。

1. 声母 是指音节开头的辅音，普通话里只有 21 个辅音声母。声母的发音是由不同的发音部位和发音方法决定的。发音部位是指发音时气流受到阻碍的位置，发音方法是指发音时构成气流阻碍和克服这种阻碍的方式。按发音部位来分，普通话的声母可分为七类：双唇音、唇齿音、舌尖前音、舌尖中音、舌尖后音、舌面音、舌根音。按发音方法来分，普通话的声母可分为五类：塞音、擦音、塞擦音、鼻音、边音（表 1-1）。

表 1-1 普通话声母发音对照表

发音部位	发音方法							
	塞音		塞擦音		擦音		鼻音	边音
	不送气	送气	不送气	送气	清	浊		
双唇音	b	p					m	
唇齿音					f			
舌尖前音			z	c	s			
舌尖中音	d	t					n	l
舌尖后音			zh	ch	sh	r		
舌面音			j	q	x			
舌根音	g	k			h			

2. 韵母 是指汉语音韵学术语，每个音节里声母以后的语音成分叫韵母，普通话里共有 39 个韵母，按韵母结构可分为单韵母、复韵母、鼻韵母。韵母由韵头、韵腹、韵尾三部分组成。如"亮"liang 的韵母是 iang，其中 i 是韵头，a 是韵腹，ng 是韵尾。每个韵母一定要有韵腹，韵头和韵尾则可有可无。如"爸"ba 的韵母是 a，a 是韵腹，没有韵头、韵尾；"瓜"gua 的韵母是 ua，其中 u 是韵头，a 是韵腹，没有韵尾；"包"bao 的韵母是 ao，其中 a 是韵腹，o 是韵尾，没有韵头。

3. 声调 也称为字调，指音节在发音时声音的高低升降的变化。普通话共有阴平、阳平、上声、去声四种声调。声调是汉语音节中不可缺少的组成部分，也是汉语区别于其他语言的又一个显著特点，具有区别意义的作用。

（二）音素

音素是构成音节的最小语音单位，对音节进行分析时，划分出的最小的语音单位就是音素。音素也是发音的基本单位，是康复训练中的基础。汉语的音节最少由一个音素构成，最多由四个音素构成，如"鹅"由一个音素构成，"嗯"由两个音素构成，"缺"由三个音素构成，"窗"由四个音素构成。音素的发音基础是口型的塑造，在康复训练中要矫正患者口型，使声音通过口腔形成标准的音。记录音素的符号称为音标，国际音标及汉语拼音是语音记录的符号。

1. 国际音标 是由国际语音协会规定的音标，遵循了"一音一标"的标准，用来记录世界各地主要语言的语音。最初用于西方语言、非洲语言等的标音，在中国语言学者赵元纪等人的努力下，国际音标逐渐完善，已可用于汉语等东方语言标音。国际音标 2005 年为 95 个，其中辅音 72 个，元音 23 个。2007 年增至 107 个，另有 56 个变音符号和超音段成分。国际音标有很多版本，常用的 48 个英语国际音标见表 1-2。

表 1-2　英语国际音标

元音	单元音	前元音	[i:]	[i]	[e]	[æ]	
		中元音	[ʌ]	[ə:]	[ə]		
		后元音	[u:]	[u]	[ɔ:]	[ɔ]	[a:]
	双元音	开合双元音	[ei]	[ai]	[ɔi]	[əu]	[au]
		集中双元音	[iə]	[ɛə]	[uə]		
辅音	爆破音	清辅音	[p]	[t]	[k]		
		浊辅音	[b]	[d]	[g]		
	摩擦音	清辅音	[f]	[s]	[ʃ]	[θ]	[h]
		浊辅音	[v]	[z]	[ʒ]	[ð]	
	破擦音	清辅音	[tʃ]	[tr]	[ts]		
		浊辅音	[dʒ]	[dr]	[dz]		
	鼻音	（浊辅音）	[m]	[n]	[ŋ]		
	舌则音	（浊辅音）	[l]	[r]			
	半元音	（浊辅音）	[w]	[j]			

二、元音与辅音

根据发音情况的不同，音素可以分为元音和辅音两大类。

（一）元音

元音也称为"母音"，是指发音时声带振动，气流在口腔、咽腔不受阻碍而形成的音。汉语中每个音节中都含有元音，是元音占优势的语言。根据发音时舌的紧张部分，可以把元音分为舌面元音和舌尖元音。

（二）辅音

辅音也叫"子音"，是指发音时气流受到一定阻碍形成的音。辅音的不同是由发音部位和发音方法决定的。发音部位就是气流在发音器官受到阻碍的部位，发音方法就是发音时发音器官的运动状态，主要包括形成阻碍和解除阻碍的方式、声带是否振动、气流的强弱三个方面。普通话中共有 22 个辅音音素，英语音标共有 28 个辅音音素，国际音标共有 72 个辅音音素。

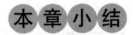

本 章 小 结

本章重点掌握言语和语言的概念，应理解言语-语言形成的基础知识和语音学基础知识，为后续的言语障碍学习奠定基础。

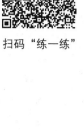

扫码"练一练"

习 题

一、选择题（以下每一道题下面有 A、B、C、D、E 五个备选答案，请从中选择一个最佳答案）

1. 下面关于言语治疗技术说法正确的是

A. 言语治疗技术是指对言语、语言和嗓音障碍患者进行评估和训练的技术

B. 言语治疗技术目前在我国发展的已经非常成熟

C. 言语治疗技术的对象主要是儿童

D. 吞咽障碍患者是言语治疗的对象

E. 言语治疗技术的对象主要是成人

2. 下面关于音节说法正确的是

A. 音这个字是音节　　　　　　　　　B. M 是音节

C. O 是音节　　　　　　　　　　　　D. 第三声调是音节

E. 元音是音节

3. 以下发音方式为塞音，且为不送气音的是

A. d　　　　　　B. p　　　　　　C. t　　　　　　D. k

E. z

4. 以下属于舌面音的是

A. z　　　　　　B. c　　　　　　C. s　　　　　　D. j

E. g

5. 声母 b

A. 是音节　　　　B. 是韵母　　　　C. 是元音　　　　D. 发音时双唇分开

E. 发音时双唇闭合

6. 言语的概念是

A. 人类社会俗成的　　　　　　　　　B. 声音语言（口语）形成的机械过程

C. 人类通过大脑对符号的运用的能力　D. 人类通过大脑对符号的接受的能力

E. 一种符号

7. 构成音节的最小语音单位是

A. 音节　　　　　B. 音调　　　　　C. 音素　　　　　D. 音位

E. 声音

8. 辅音 g、k、h 的发音部位是

A. 上、下唇　　　　　　　　　　　　B. 舌根后部与硬腭后部

C. 舌尖与上齿背　　　　　　　　　　D. 上齿与下唇

E. 舌尖与硬腭前部

9. zh 的发音方法是

A. 塞音　　　　　B. 塞擦音　　　　C. 擦音　　　　　D. 边音

E. 鼻音

10. 下面关于言语和语言说法不正确的是

A. 言语是语言的一个组成部分

B. 言语的范畴比语言要大

C. 言语是有声语言机械产生的过程

D. 语言主要包含语言理解能力和语言表达能力

E. 语言是人类社会约定俗成的一种符号

11. 以下发音方式为边音的是

A. g   B. h   C. l   D. j

E. g

12. 听觉的概念是

A. 感受声音的能力   B. 对不同强度的声响是否听得清楚

C. 靠神经的传导完成的   D. 人们认识和理解声音的能力

E. 靠耳的传导完成的

13. 语音的概念是

A. 人类发音器官发出来的、能够表达一定意义的声音

B. 是音节的基本单位   C. 是元音的基本单位

D. 构成音节的最小单位   E. 要通过语言来传递信息

14. 听力的概念是

A. 人们认识和理解声音的能力   B. 整合了听觉和聆听

C. 能处理听到的声音信息的能力   D. 感受声音的能力

E. 声音与认知的结合

15. 按国际标准要求，言语治疗师的配备比例是

A. 每 10 万人口应配备 20 名言语治疗师   B. 每 1 万人口应配备 20 名言语治疗师

C. 每 10 万人口应配备 50 名言语治疗师   D. 每 100 万人口应配备 20 名言语治疗师

E. 每 10 万人口应配备 10 名言语治疗师

16. 言语治疗不包括

A. 构音障碍   B. 失语症

C. 嗓音障碍   D. 儿童孤独症语言障碍

E. 哑巴

17. 辅音 b、p 的发音部位是

A. 上、下唇   B. 舌根后部与硬腭后部

C. 舌尖与上齿背   D. 上齿与下唇

E. 舌尖与硬腭前部

18. 国际音标遵循了什么标准

A. 一音一标   B. 两音一标   C. 一句一标   D. 一词一标

E. 一段一标

二、思考题

1. 简述言语和语言的关系。

2. 简述口头语言形成的过程。

（张海霞）

第二章

言语语言基础知识

学习目标

1. **掌握** 言语听觉器官的解剖生理学基础。
2. **熟悉** 言语-语言生成的基础。
3. **了解** 言语-语言障碍的分类；言语-语言治疗方法。
4. **学会**言语-语言基础知识。
5. 具有尊重、理解、关爱患者的意识，可积极引导，及时调适患者的心理状态，通过鼓励提高患者的信心和求治动力。

第一节 言语交流的解剖与生理基础

扫码"学一学"

大脑是语言的生理机能。语言来自于人脑对客观世界的反应和认知。语言交流必然会有与其相关的解剖生理基础。

一、大脑皮层的言语机能定位

关于言语的解剖学基础早在 19 世纪初叶就开始了广泛的研究。法国神经解剖学家 Paul Broca 所写的《我们用大脑左半球说话》一书成为大脑皮层的定位学说的宣言。其通过对 15 例大脑病变患者的检查发现，大脑左半球额叶损伤是言语丧失的原因。自此，大脑左半球额下回后部被命名为具有言语运动功能的 Broca 区（图 2-1）。对 Broca 区的进一步研究显示，控制语言表达的大脑皮层区要比 Broca 本人所界定的区域更大些，当位于额叶中后回的大脑左半球的头、眼和手运动的投射区皮质受损后，患者无法协调头、眼移动和手的活动，因此失写。该区域被从 Broca 区分离出来，称为 Exner 区，即书写中枢。

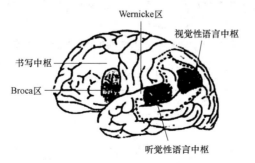

图 2-1 大脑皮层的言语机能定位

1874 年，德国神经学家 Carl Wernicke 发现，大脑左半球颞上回病变患者存在严重的理解障碍，既无法理解别人的话，也听不懂自己说的内容，其语言表现为语量大、流利但不能达意。之后又进一步研究发现，影响言语感觉／理解功能的区域包括大脑半球后部的颞叶、顶叶更广的区域，该区域被定名为 Wernicke 区（图 2-1）。

在顶叶，与 Broca 区和 Wernicke 区并列的言语中枢是角回区（图 2-1），其位于 Wernicke 区后方。它负责听觉语音信息与视觉文字信息之间的转化，可以让人写下听到的内容，朗读看到的文字。若角回区受损，患者会丧失语音听觉感知与文字视觉感知之间的联系，不能将书面语转化为可用于理解的语音形式，无法理解书面语的含义。因此，该区又被称作为"阅读中枢"。

除以上四大言语中枢，大脑皮层的一些其他区域也具有言语功能，其中包括连接 Broca 区与 Wernicke 区的弓状纤维；枕颞叶交界区；颞顶枕叶交界区；三级顶枕叶区；中央后区下部和左颞区中部。

Brodmann 分区（图 2-2、图 2-3）是一个根据细胞结构将大脑皮层划分为一系列解剖区域的系统，最早由德国神经科医生科比尼安·布洛德曼（Korbinian Brodmann）提出。他的分区系统包括每个半球的 52 个区域。其中与语言相关的区域对语言的形成有着特定的功能（表 2-1）。

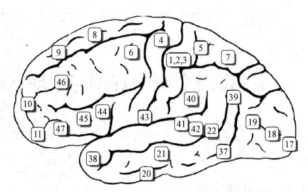

图 2-2　大脑半球外侧面的 Brodmann 分区

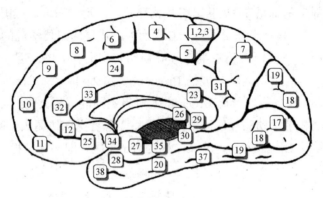

图 2-3　大脑半球内侧面的 Brodmann 分区

表 2-1　与语言相关的区域

区域	定位	功能
初级运动皮质	中央前回 Brodmann4 和 6 区	将来自 Broca 区的信息转变成运动活动，产生言语
Broca 区	左侧第三额下回后部 Brodmann44 和 45 区	将来自 Wernicke 区的信息处理成相应的言语运动程序，然后传到头面部运动启动唇、舌、喉肌的运动而形成言语

续表

区域	定位	功能
弓状纤维	一束将 Wernicke 区和 Broca 区相连的纤维	将信息从 Wernicke 区传向 Broca 区
Wernicke 区	颞上回后部 Brodmann41 和 42 区，以及部分邻近的 22 区，听觉与视觉性语言中枢没有明显界限，有学者将他们统称为 Wernicke 区，包括颞上回、颞中回后部、缘上回及角回	听联合皮质分析从初级听觉来的输入信号，将这些信号与贮存在记忆库中的信息进行匹配，并翻译它们的意义。该区对复述和理解都很重要
角回和缘上回	构成顶叶的前下部，位于听觉、躯体感觉和视觉联合皮质的交界区	使三个区域的联合皮质相互联系。当给予视觉信号时，角回和缘上回能够扫描 Wernicke 区，且能够激发与视觉资料相匹配的听觉信息，同样，当给予患者提供听觉信息的时候，角回和缘上回也可以扫描视觉联合皮质
初级听觉皮质	颞上横回后部 Brodmann41 和 42 区	接收和分析听觉信息
视觉联合皮质	位于初级视觉皮质前，枕叶和顶叶的 Brodmann18 和 19 区	对初级视觉信号进行分析
胼胝体	连接两个半球的纤维	联系每一半球的相同区域
外侧裂周区	环绕外侧裂周围的区域	包括 Broca 区、弓状纤维和 Wernicke 区的功能
交界区或分水岭区	大脑前动脉与大脑中动脉分布交界区，或者大脑中动脉与大脑后动脉分布交界区	此区受损可以引起经皮质性失语，经皮质性失语的共同特点是复述不受损，因为 Wernicke 区仍然和 Broca 区保持联系

二、大脑皮层下的言语区

脑的言语机能不仅体现在与言语相关的大脑皮质上，同样受到皮质下各神经中枢的调节和控制。大脑皮层下的言语区主要包括丘脑、下丘脑、基底神经节和小脑。

丘脑是大脑皮层中 Broca 区与 Wernicke 区之间进行言语处理（即言语表达和言语理解）的中转站。如前所述，丘脑虽然不是言语发生的部位，但它负责将来自身体各部分的感觉信息投射到大脑皮质的相应区域，从而影响语言功能。丘脑受损后，患者可能表现为缄默，也可能表现出言语杂乱（如语量增大、累赘、错乱）。

下丘脑作为控制情绪及多种行为动机的神经中枢，其损伤可导致患者言语行为动机缺失，患者不愿意说话，言语迟缓，发音困难。

基底神经节是埋藏于髓质中靠近脑底的灰质团/核群，由尾状核、豆状核、屏状核和杏仁核等构成，有参与控制运动的功能。其损伤会引发言语重复、言语模仿和刻板的口语。

小脑的主要作用是通过神经纤维和脑的其他部位发生联系，从而配合大脑皮质，保持肌肉的紧张力，调节全身的随意运动，特别是维持躯体平衡。它的损伤会引发构音、语速和韵律等方面的运动失调构音障碍。

此外，大脑皮层下的灰质、白质各区也通过投射纤维共同调节大脑皮层的言语功能，通过这些神经连通反馈线路的作用，使处理语言信息的神经网络更为完善和强大。

三、大脑功能的侧化

语言是大脑活动的一种外在表现，语言的表现张力往往会因人而异，方式各异，优势强弱不同。就口头言语的表达能力而言，有的人伶牙俐齿，口若悬河；有的人张口结舌，时断时续；有的人表述问题含糊不清、逻辑不明；有的人条理清晰，逻辑鲜明；有的人强于这种表达，却弱于另一种表达。这可能都与个人脑结构的差异性有一定的关联。

随着对大脑两侧半球功能研究的不断推进，优势半球的概念逐渐被大脑功能侧化和功能分工所替代。大脑的左右两侧在外形上虽相似，但在结构和功能上却存在很大的差异，这种差异在神经科学中被称为大脑结构和功能的侧化和功能不对称。两侧大脑半球各有自己的优势功能，左半球擅长线性处理、依次处理、对符号的处理、逻辑处理、言语处理、基于现实的处理等；右半球擅长整体处理、随机处理、对具体事物的处理、直觉处理、非言语处理、基于幻想的处理等。人类所有的正常心理活动，都是在大脑两侧半球功能相对侧化的基础上，通过两侧半球之间的协同作用实现的。大脑左半球和右半球在大脑皮质表层以半球间沟为界，在大脑皮质以下由胼胝体连接，实现两个半球的信息互通。

四、脑神经

有多对脑神经参与支配构音肌肉活动，如三叉神经支配颞肌、咬肌、翼内肌和翼外肌，主要负责咀嚼运动和张口运动；面神经支配面颊肌、口唇肌的运动，损伤后将出现口面活动受限；舌下神经支配舌肌运动，单侧舌下神经麻痹时伸舌舌尖会偏向患侧，双侧麻痹者则不能伸舌，均会影响发音；舌咽、迷走神经支配咽喉肌运动，一侧或双侧舌咽、迷走神经或其核受损时，患者出现发音障碍、吞咽困难和咽反射消失，同时伴有舌肌萎缩。

第二节　言语听觉器官的解剖生理学基础

扫码"学一学"

言语的产生首先起于大脑皮层。说话的意愿会引起一系列的神经冲动，然后这些冲动会迅速传递到呼吸肌、喉和其他构音器官，它们或是呼吸或是发音的器官。故语言是在神经系统的调节作用下，控制气流通过构音器官而发出的声音。喉的发声包括从肺产生呼气流的过程和在声门将呼气流转变成间断气流生成声波的过程。言语产生的动力源是呼吸运动所产生的呼气流，而振动源是声带的运动。

一、呼吸运动

（一）呼吸系统

呼吸系统由呼吸道（鼻、咽、喉、气管、支气管）和肺构成。随着胸廓的扩张和回缩，空气经呼吸道进出肺称为呼吸运动。呼吸运动包括两个运动：吸气运动和呼气运动。吸气时，肋骨上提，胸廓向侧方和前方扩大，此运动由吸气肌收缩产生。呼气时，扩大的胸廓由于吸气肌的松弛而自然缩小，此时也有呼气肌参与。呼吸运动通过肋间肌、横膈和腹肌协同作用完成。横膈在收缩时下降，胸腔向下方扩展进行吸气，横膈松弛时向上，胸腔向上方缩小促进呼气。腹肌使腹壁紧张，增加腹腔内压，间接使横膈膜上升，促进呼气。

（二）说话时的呼吸

言语呼吸是以平静状态下的生理呼吸为基础的。言语是在呼气过程中产生的。言语呼吸时，要求瞬时吸入较多气体，呼气则是一个缓慢的过程，呼出的气流能使声带振动，产生嗓音。但能够真正产生嗓音还需要满足一些条件。

1. 呼气时要有一定的压力　说话时，由于呼吸肌的运动使呼气压保持在必要的水平称为呼气保持。

2. 呼气压要维持一定时间　在说话时每次的吸气相在 0.5 秒左右，呼气相在 5 秒以上。

3. 能适当控制呼气压水平　在神经的支配下，吸气肌和呼气肌协调运动，来维持必要的肺容量和压力。吸气后，肺、胸廓扩大。呼气时，在肺和胸廓回缩力作用下，呼气压如果比目的压高，吸气肌收缩使呼气压降至目的压水平；当吸气肌缩小导致呼气压比目的压低时，呼气肌收缩，使呼气压上升至目的压水平。气流呼出的多少，能直接控制言语声的大小，耳语需要气流量非常少，而大声说话则要求呼出的气流量大。

二、发声器官

（一）喉

喉也常被称作嗓子，它位于食道与气管的分界处，有三个重要功能：保持通往肺的气管的清洁；引导食物进入正确的通道以防止气哽；使人能够说话。喉由软骨、软骨间连接、喉肌和黏膜构成。喉软骨构成喉的支架，甲状软骨和环状软骨组成环甲关节，环状软骨与杓状软骨组成环杓关节，声带的运动只通过这两个关节的活动来完成。

（二）声带

声带又称声襞，是发声器官的主要组成部分。位于喉腔中部，由声带肌、声带韧带和黏膜三部分组成，左右对称。声带间的区域称为声门。吸气时，声带开放呈现倒置"V"形，空气经过声门，无任何阻力地到达肺部。呼气发声时，声门闭合呈"I"形。声门闭合时，呼出的气流挤开声门，使声带产生震动。声带振动使呼气流呈断续状态，通过声门断续的气流形成声源。

（三）环甲关节

环甲关节是由甲状软骨和环状软骨间的两个车轴关节组成，在喉内肌的作用下可产生关节前后旋转运动。环甲关节运动可使声带紧张或松弛，这样就可通过改变声带的长度和张力来调节音量。

（四）环杓关节

环杓关节为鞍状关节，能够进行摇摆运动和轻微的滑动运动。通过环杓后肌和环杓侧肌的作用，环杓关节运动能开大或缩小声门，即声带的外展和内收。声带外展时，杓状软骨的运动使声带突向外上方翻转；声带内收时，使声带突向内下方翻转。

三、调音器官

在说话时，通过声门以上的各个器官的协调运动产生语音的过程称为调音。调音器官有唇、硬腭、软腭、咽、舌、下颌、鼻腔等，它们共同组成声道。言语产生在喉部，形成于声道。当震动的气流通过声道时，由于其形状可变，会产生不同的共鸣，从而形成不同的声音。如咽腔主要起低音共鸣作用，口腔主要对中音产生共鸣作用，而鼻腔对高音部分会产生共鸣作用。

其中唇、软腭、舌及下颌是可以活动的，它们可以改变口腔、咽腔、鼻腔的形状、容积和气流的通路，使声带产生各种不同的共振。

（一）唇

唇位于空腔的前端，是声腔的主要出口，围绕口裂的肌肉和从周围向口裂集中的肌肉错综复杂，这些肌肉称为颜面肌，受面神经支配。唇的生理功能是防止食物和唾液流出，并参与面部表情的形成和构音运动，与构音有关的运动是双唇的开闭和突唇。

（二）下颌

下颌骨呈马蹄形向后上方弯曲，与颞骨形成下颌关节，在咀嚼肌和舌肌的作用下，可完成下颌开闭和前后左右移动。与构音有关的动作主要是口开闭运动，能保持口张开半寸，对于取得共鸣非常有益。下颌下移稳定自如，感觉好像没什么重量，语音就轻松自如的生成。

（三）舌

舌是由舌外肌和舌内肌构成，是口腔内可随意运动的肌性器官，舌外肌包括颏舌肌、舌骨舌肌、茎突舌肌；舌内肌包括上纵肌、下纵肌、舌横肌、舌垂直肌（图2-4）。其生理功能主要是发音、咀嚼和吞咽，也是人类调节发音的重要器官。

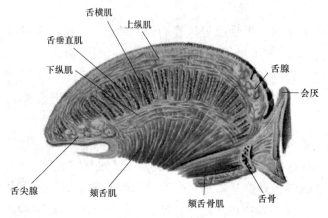

图 2-4　舌肌

舌外肌（表2-2）可使舌体前后、上下移动，改变舌的方向；舌内肌（表2-2）也可使舌上下、前后水平移动，同时还能改变舌的形状。舌的运动很复杂，与构音有关的运动主要是舌体上、下、前、后移动和舌尖上举、下降等运动。

除此之外，舌的位置及形状也与发音密切相关。如发元音时，受舌前后运动支配，颏舌肌收缩使舌部向前运动，同时茎突舌骨肌收缩使舌部向后和向上拉向软腭。当构建前元音和腭/齿辅音时，舌面向上抬起，抵住硬腭。舌面的抬升运动主要是在舌上纵肌收缩的作用下实现的，并使舌尖向上举起，此时舌横肌也有轻微的收缩，导致舌部狭窄、拉长。颏舌肌收缩则主要将舌体向前拉伸。当舌骨舌肌、咽中缩肌和咽下缩肌收缩时，舌体向后拉伸，咽腔容积变小。发开元音时，可以见到这种构音方式，它们均有较小的咽腔。腭舌肌的收缩使舌背抬高形成拱沟。

表 2-2　舌　肌

肌群	肌肉名称	神经支配	作用
舌外肌	颏舌肌	舌下神经	牵拉舌后部
	舌骨舌肌	舌下神经	将舌拉向后下
	茎突舌肌	舌下神经	拉舌后上方
舌内肌	上纵肌	舌下神经	舌缩短，抬舌尖
	下纵肌	舌下神经	舌缩短，舌尖拉向下方
	舌横肌	舌下神经	使舌细长
	舌垂直肌	舌下神经	使舌扁平

（四）软腭

软腭位于口腔和鼻腔之间，是上腭后方1/3由结缔组织和肌肉构成的部分。软腭是鼻咽腔的底部，形成穹形，有利于咽壁对声音的推送。通过软腭的作用，可使鼻咽腔形状发生改变以及产生音色变化。鼻咽腔既可以使声波进入鼻腔共鸣的较大空间里去，又能不让气息进入这个空间中来，起到声气离析的作用。如在发元音时，鼻咽通道关闭，这样元音听起来就不带鼻音。腭帆提肌收缩使软腭上提可将咽上部与口腔咽中部分开，使鼻咽腔闭锁。腭帆提肌收缩受咽神经丛分支支配。腭舌肌、腭咽肌对软腭的运动也起了很重要的作用，在咽神经丛支配下，可使软腭向下运动。

四、听觉器官的解剖与生理

听觉器官是感受声音的装置。人的听觉器官是耳，耳在结构上分为外耳、中耳和内耳三部分，其中外耳可接收声波、提高声音强度，中耳可传导声波，内耳则为听觉器官的感音部分。

（一）外耳

外耳包括耳廓和外耳道。耳廓由软骨支架和皮肤组成，缺乏皮下脂肪组织。耳廓中间有舟状的耳甲腔，具有集音功能。外耳道起于耳甲腔的开口，止于鼓膜。成人外耳道是弯曲的管道，呈"S"形，可使声音强度提高大约 10 倍，其共振频率约 3500Hz，一般人对 1000～3000Hz 的声音最为敏感。外耳道是声音经空气传导的主要通路，正常情况下，耳廓与外耳道具有接收声波和分辨声音方位的功能。

（二）中耳

中耳包括鼓膜、听骨链、鼓室、中耳肌、咽鼓管等结构，主要起传声作用。鼓膜介于外耳道与鼓室之间，声波从外耳道进入，作用于鼓膜，后者随之产生相应的震动。鼓膜具有较好的频率响应和较小的失真度，可如实地将声波震动转化为鼓膜的机械振动。鼓室内有听骨链，构成传递声音的杠杆系统，鼓膜的振动通过这一杠杆系统可以有效地传至内耳。在此过程中，由于鼓膜和前庭窗膜面积比率的变化，声音的振动幅度被增加了 22 倍，提高了内耳感音器官对声音的感受敏感性；同时，通过咽鼓管的开放以及蜗窗的反向振动，又将过大的声音强度减小，降低了高分贝声音对内耳的损害。故中耳在声音传导的过程中起到了机械转化、放大声音和保护内耳感音器官的作用。

（三）内耳

内耳包括前庭、半规管和耳蜗三部分，由结构复杂的弯曲管道组成，所以又叫迷路。前庭和半规管是位觉感受器的所在处，与身体的平衡有关。前庭可以感受头部位置的变化和直线运动时速度的变化，半规管可以感受头部的旋转变速运动，这些感受到的刺激反映到中枢以后，就引起一系列反射来维持身体的平衡。耳蜗是听觉感受器的所在处，与听觉有关。耳蜗由骨质外壳包裹的管状结构卷曲约两圈半形成，呈蜗牛状。其靠近镫骨底板的一段较粗的部位称为基部，另一端较细的部位称为蜗顶。耳蜗骨质外壳内由膜性结构（图 2－5）将其分隔成三个管道，从基部伸向蜗顶，分别是前庭阶、骨阶和蜗管。前庭阶与鼓阶在蜗顶处连通，内充盈淋巴，称作外淋巴。蜗管处在前庭阶与鼓阶之间，内亦充满淋巴，称作内淋巴。分隔蜗管与鼓阶的膜状结构是基底膜。基底膜上有听觉感受器，称为 Corti 器，又称螺旋器。Corti 器主要由支持细胞与具有纤毛的听觉细胞（或称毛细胞）所组成，其上覆以盖膜。毛细胞对机械刺激敏感。听神经的末梢纤维以网状绕于毛细胞上。支配毛细胞的神经由螺旋神经节发出，螺旋神经节的另一轴突构成听神经，沿蜗轴走出，穿过颅骨进入脑干。这样，在中耳处的听骨链振动引起耳蜗内淋巴振动，刺激内耳的听觉感受器，听觉感受器兴奋后所产生的神经冲动沿听神经中的耳蜗神经传到大脑皮层的听觉中枢，产生听觉。

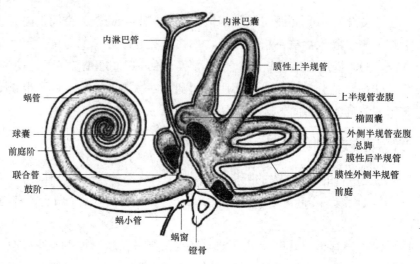

图 2-5　膜迷路

（四）耳的频率响应

人的听觉不算太灵敏，正常人耳能听见的频率范围是 20Hz～20000Hz。耳对不同频率的声音感受的灵敏度是不一样的，这同耳感受声音的灵敏度与频率的关系、外耳道的共振特性、中耳声阻抗的频率特性、耳蜗内行波的机械特性、螺旋器结构的滤波特性以及感受细胞的生理特性均有密不可分的关系。相同强度的声音如果频率不同，人们听起来感觉响度是不一样的。人耳听声音较敏感的频率是 1000～8000Hz，在这一范围以外灵敏度依次递减。

第三节　言语–语言障碍的分类

扫码"学一学"

一、失语症

失语症（aphasia）是言语获得后发生的障碍，是由于大脑损伤所引起的言语功能受损或丧失，常常表现为听、说、读、写、计算等方面的障碍。成人和儿童均可发生。障碍的形式取决于脑损害部位，一般分运动和感知两大类，分别涉及言语生成和言语理解两个方面。

二、构音障碍

构音障碍（articulation disorder）主要是指由于神经系统损害导致与言语有关的肌肉麻痹或运动不协调而引起的言语障碍。患者通常听觉理解正常并能正确选择词汇和按语法排列，而表现为发音和言语不清，重者甚至不能闭合嘴唇、完全不能讲话或丧失发声能力。按病因通常可分为以下三类。

（一）运动性构音障碍

运动性构音障碍（dysarthria）是指由于参与构音的多器官（肺、声带、喉、舌、口唇）的肌肉系统及神经系统的疾病所致运动功能障碍，即言语肌肉麻痹、收缩力减弱和运动不协调所致的言语障碍。常见病因有脑血管病、脑外伤、脑瘫、多发性硬化等。

（二）器质性构音障碍

由于构音器官的形态异常所致机能异常而出现的构音障碍称为器质性构音障碍

16

（deformity dysarthria）。其代表为腭裂，可以通过手术来修补缺损，但部分患儿还会遗留有构音障碍，通过言语训练可以治愈或改善。

（三）功能性构音障碍

功能性构音障碍（functional dysarthria）又称为发育性发音障碍，多见于学龄前儿童，是指在构音器官的形态、结构和功能无异常，有正常的听力、智力等情况下，部分发音不清晰。表现为讲话时口齿不清，出现替代音、省略音或歪曲音等。大多数患儿通过训练，这种障碍可以完全恢复。

三、儿童语言发育迟缓

儿童语言发育迟缓（delayed language development）是指儿童在生长发育过程中言语发育落后于实际年龄的状态。最常见的病因有大脑功能发育不全、自闭症、脑瘫等。这类儿童通过言语训练虽然不能达到正常儿童的言语发育水平，但是可以尽量发挥和促进被限制的言语能力，不仅言语障碍会有很大程度的改善，还能提高患儿的社会适应能力。

四、口吃

口吃（stutter）是一种常见的言语流畅性障碍。口吃的确切原因目前还不十分明确，部分儿童是在言语发育过程中不慎学习了口吃，或与遗传以及心理障碍等因素有关。部分儿童可随着成长自愈；没有自愈的口吃常常伴随至成年或终生，但通过训练大多数可以得到改善。

五、听力障碍所致的言语障碍

听力障碍（dysaudia）是指听觉系统中的传音、感音以及对声音的综合分析的各级神经中枢发生器质性或功能性异常，而导致听力出现不同程度的减退。从言语康复的观点出发，获得言语之前与获得言语之后的听觉障碍的鉴别非常重要。儿童言语发育完成一般在七岁左右，这时可以称为获得言语，获得言语之后的听觉障碍的处理只是听力的补偿问题；获得言语之前特别是婴幼儿时期的中度以上的听力障碍所导致的言语障碍（deafness and dumbness），不经过听觉言语康复治疗，获得言语就会很困难。

六、发声障碍

发声（phonation）是指由喉头（声门部）发出声波，通过喉头以上的共鸣腔产生声音。这里所说的"声"指的是嗓音。发声障碍（dysphonia）一般主要分为两大类，即器质性发声障碍和功能性发声障碍。多数情况下，发声障碍是由于呼吸及喉头调节存在器质或功能异常引起的，常见于声带和喉的炎症、新生物以及神经的功能失调，发声异常是喉头疾病的表现之一。

第四节　言语治疗的原则与途径

一、言语治疗的原则

言语障碍的康复治疗主要是遵循言语形成的规律，重建言语的原则。

扫码"学一学"

（一）评估准确、个体化原则

言语障碍的评估结果和预后情况，是制定其康复目标及康复训练方案的主要依据。目标和训练方案的制定还需强调个体化。若患者的功能障碍问题对其日常生活造成影响的同时，还对其职业参与有所妨碍，那应根据患者的自身需求和客观病情制定与其匹配的康复目标，安排相应的康复训练项目和内容。

（二）难易适中、循序渐进的原则

言语康复训练强度要由小到大，循序渐进，使患者有一个适应过程。理想的训练强度以患者经过一定努力才能获得成功，正确率达 80% 左右为宜。

（三）重点突出、多方面综合的原则

根据患者言语障碍不同，选择相应的康复措施。若患者被诊断为命名性失语症，治疗时应侧重物品名称的命名训练；若是 Broca 失语则应侧重口语对话、手势语言、指物呼名等训练。以"说"为中心，坚持"听、看、说、写"相结合，注意发挥各语言机能之间的协同强化作用。有些患者的言语障碍类型不单一，同时有多种障碍情况。如有些失语症类型患者常会伴有口面失用，需要加强舌体、口面运动、呼吸的练习，加强对气流的调整等。

（四）积极参与、形式多样的原则

言语治疗是一个长期而且枯燥的过程。为了使患者能更好地参与，调动起治疗的热情，需要在训练时丰富训练形式，采取多种形式训练，如绕口令、联词、讲故事、多媒体训练等。训练内容应适合患者的文化水平及兴趣爱好，所选用的题材应是患者喜欢的。治疗以一对一训练为主，也可适时采用集体训练法、游戏训练法等训练形式。

（五）注重心理、环境调整的原则

在进行言语治疗时，还应时刻注意患者的心理变化。患者的心理障碍常继发于言语障碍，也应归属于言语治疗工作范围内。在治疗改善和完善其语言功能时，也应注重患者心理–社会状态的改善。注意患者的细微进步并加以鼓励，使患者看到希望。

二、言语治疗的途径

言语障碍的康复治疗方法，主要包括训练和指导、手法介入、辅助具、替代方式等。

（一）训练和指导

训练和指导是言语治疗的核心组成。训练内容主要包括利用听觉提高言语理解能力、口语表达、恢复或改善构音功能、提高发音清晰度等言语治疗以及吞咽困难的治疗。指导主要是对患者本人进行训练指导，也有对患者家属进行指导，尤其是对重症患者的家属和患儿的家长要进行言语治疗训练和注意事项的指导。

（二）手法介入

除了采用一般的言语治疗手段外，对一些患者还可利用手法治疗帮助其改善言语产生的有关运动功能受损。这种方法适用于运动性构音障碍，尤其是重症患儿，也适用于重度神经性吞咽障碍患者。

（三）辅助具

辅助具的应用可以辅助言语治疗的进行，加强治疗效果。如重度腭咽肌闭合不全的构音障碍患者可以佩戴腭托，以改善鼻音化的构音。装配合适的辅助具，可补偿患者受限的功能。

（四）替代交流方式

对于一些很难达到正常言语交流水平，但是具备言语接受能力的重度言语障碍患者，可考虑使用替代交流方式，比如手势、交流板和言语交流器等。

三、言语治疗的要求

言语治疗若想达到最佳的治疗效果，需要设法去创造可能的条件，但也并不是所有言语治疗都要机械地去苛求条件。因为目前有些条件满足起来还有一定困难。

（一）训练场所

成人的言语治疗室一般在10m²即可，不需太大房间内需放置治疗桌椅、教材柜、言语训练机等。房间门最好设置推拉门，便于轮椅出入。儿童言语训练室要求房间较宽敞，在课桌上难以进行的课题需要改到地板上进行，因此房间必须有一定的宽度。言语治疗室要尽量简洁、安静、井然有序，墙壁上不要贴多彩的画报，避免在视觉上对患者产生干扰；最理想的言语治疗是在有隔音设施的房间内进行，因在噪声情况下患者的注意力也容易分散，心理承受会出现问题，也不利于患者摄取高效的听觉刺激语言信息。对于脑血管病急性期或脑外伤患者及个别重症脑性瘫痪患儿，病情许可时，可在床边进行训练。当患者可以使用轮椅活动时，便可到训练室进行治疗。

（二）治疗形式

言语治疗原则上选择一对一训练，有时也要进行集体训练

1. 一对一训练 根据每个患者的具体情况，如病症程度、障碍侧重面、残余语言功能等，制订个人训练计划及具体的语言训练内容，训练主要有两方面内容：语言功能训练和实际语言交流能力训练（communicative abilities daily living test，CADL）。

2. 集体训练 将类型及损伤程度不同的言语障碍患者集中在一起，以小组形式进行言语治疗。这种治疗方式能够改善言语障碍患者对社会的适应性，可减少心理不安，提高患者交流的欲望。同时，这也给言语障碍患者提供了一个交流的场所，对改善言语障碍所引发的二次障碍，如心理方面的问题、情绪方面的问题、人际关系方面的问题等可起到积极作用。另外，通过集体训练，重症的言语障碍患者可从症状较轻的患者身上看到希望和信心，也为其将来回归家庭和社会打下基础。进行集体训练时，治疗师提出问题，患者一个一个进行回答。当一个患者回答不出时，可由其他患者代答或补充回答。这种会话方式比较轻松，既能训练患者的记忆力，又可训练其说话能力，而且患者之间的互帮互助可产生较大的心理和社交康复价值。

（三）治疗次数和时间

言语治疗原则上应保证每天进行一次，每次至少训练0.5～1小时，患儿可以稍短，每次至少20分钟。住院治疗的患者可一日进行1～2次，门诊患者间隔时间可以长一些。言语治疗特别是检查，尽量安排在上午，这时患者的精神比较饱满，头脑较为清醒，而下午患者的耐受力相对较差。在训练期间，要求患者精神集中，且时间稍长，易感到疲劳，因此在训练时要时刻观察患者的身体情况，以防出现意外或原发疾病复发等情况。

（四）家属指导及自我训练

患者本人的训练是治疗师根据训练安排及每天训练的内容给患者留的作业，要求患者每天训练5～6小时。这是一条很好的学习途径，通过作业可以强化患者每天训练的内容，还可使患者看到自己的进步，提高信心。

患者家属需要了解患者言语障碍检查的结果及预后情况，以便明白需要如何对待、指导、督促患者进行语言训练。治疗师治疗时，患者家属在旁边观察、检查训练的情况，治疗师可根据看到的言语症状加以说明，使家属更易理解。另外，还可让治疗师观察患者与家属间的互动，然后就交往的正确与否向家属反馈，并对家属提供具体指导，以便更好地完成家庭训练。

四、言语治疗的注意事项

（一）抓住训练时机

言语治疗原则上要求发病后尽早开始进行训练。成人的言语障碍通常发病明显、原发病稳定，临床主治医师许可即开始进行治疗，急性期可以在床上训练。婴幼儿言语障碍只有早期发现，才能早期治疗，故早期发现很重要。

（二）注重反馈的重要性

反馈是指言语治疗过程中，患者有意识地认识自己的反应（如指出图片或发出声音等）。训练初期，患者一般不能把握自己的反应，需要治疗师不断重复地进行正反馈和负反馈。反馈的建立有两种意义，一是患者对自己所进行的活动有意识地客观地进行把握，二是患者能认识到反应的正确与否。当反馈的建立遇到困难时，可利用视觉、触觉、听觉等多种方式努力获得反馈。

（三）关注患者状态

言语治疗时，患者尤其是重症脑损伤者和患儿常存在注意力不集中，观察力下降，心情抑郁或焦虑等情况，故言语治疗师要注意与患者的说话方式，及时调整患者状态，给予其细致的帮助，使其在治疗过程中保持良好的交流和学习态度。

（四）确保交流手段

语言是人类进行交流的主要工具，但对于重症患者，首先要用手势、笔谈、交流板、言语障碍诊治仪等交流工具建立非语言的交流方式，这对言语障碍患者尤其是对失语症患者有很大的意义。

（五）合理安排好训练的次数和时间

一般来说，言语训练的次数越多、时间越长、效果越好。成人的治疗至少保证每次 0.5～1 小时，儿童至少 20 分钟。除此之外，还应要求患者在家属的辅助下进行家庭训练，训练时间不少于每天 5～6 小时。

（六）做好原发病、并发症及意外事故的预防

治疗前要了解患者的原发病及并发症方面的资料，以及可能出现的意外情况。除此之外，还要经常注意患者的身体情况、病房人员的介入量、运动疗法、作业疗法的训练内容等，还有需要特别注意的是训练时患者的疲劳表情。如发现身体整体状况较差，则不要勉强训练。

（七）做好言语训练中的卫生管理

因言语治疗师会经常近距离接触患者身体、唾液和血液，所以要注意预防各种传染病，手指皮肤有破损时要特别注意。训练前后要洗手，如果是进行吞咽障碍训练，要戴上一次性手套。训练物品要定期消毒，直接接触患者口腔或皮肤的物品，要尽量使用一次性的。

（八）尊重、理解、关爱患者

训练中要和患者建立良好的信赖关系，接纳、包容、理解、尊重患者，积极引导，及

时调整患者的心理状态，通过鼓励提高患者的信心和求治动力。对于个人资料和隐私，要做好保密工作。

本 章 小 结

本章主要讲述言语交流的解剖与生理基础、言语听觉器官的解剖生理学基础、言语–语言障碍的分类、言语治疗的途径与原则。重点对言语交流的解剖与生理基础、言语听觉器官的解剖生理学基础进行了详细的阐述。同学们通过本章的学习，应掌握言语听觉功能有关的解剖及生理学基础知识，为后续的言语障碍学习奠定基础。

习 题

扫码"练一练"

一、选择题（以下每一道题下面有 **A**、**B**、**C**、**D**、**E** 五个备选答案，请从中选择一个最佳答案）

1. 下列哪项功能为左侧大脑半球所有

A. 绘画、绘图能力   B. 计算力

C. 躯体的和空间的定向能力   D. 音乐、想象力

E. 建造能力

2. Broca 区在大脑皮层的位置

A. 颞横回上部   B. 额中回后部

C. 弓状纤维   D. 左侧第三额下回后部

E. 枕叶

3. Wernicke 区位于大脑皮层的位置

A. 左侧第三额下回后部   B. 弓状纤维

C. 颞上回后部   D. 颞横回上部

E. 额中回后部

4. 正常人耳能听见的频率范围是

A. 1000～8000Hz   B. 1000～3000Hz   C. 200～20000Hz   D. 20～20000Hz

E. 10～20000Hz

5. 言语产生的动力源是

A. 发声   B. 共鸣   C. 呼吸   D. 构音

E. 调音

6. 下列关于说话时的呼吸正确的是

A. 每次呼气相在 5 秒以下

B. 说话时的呼吸是有意识的过程

C. 每次吸气相在 1 秒以上

D. 呼吸肌的运动使吸气压保持在必要的水平

E. 呼吸肌的运动使呼气压保持在必要的水平

7. 可通过改变声带长度和张力来调节音量的关节是

A. 环杓关节   B. 环甲关节   C. 下颌关节   D. 颞颌关节

E. 寰枕关节

8. 舌下神经支配的肌肉不包括

A. 颏舌肌   B. 茎突咽肌   C. 舌骨舌肌   D. 舌横肌

E. 舌垂直肌

9. 下列哪项不属于说话时的调音器官

A. 双唇   B. 软腭   C. 舌   D. 咽

E. 喉

10. 下列哪一项不属于言语治疗的途径

A. 手术治疗   B. 手法介入   C. 辅助具   D. 失语症

E. 训练和指导

11. 在语言训练中正确率达到多少时可以升级难度

A. 30%～40%   B. 40%～50%   C. 50%～60%   D. 70%～80%

E. 60%～100%

12. 言语治疗训练形式，在原则上应采取

A. 一对一训练   B. 二对一训练   C. 三对一训练   D. 多对一训练

E. 以上都可以

13. 以下哪项负责声音的高度的调节

A. 喉   B. 咽   C. 软腭   D. 呼气压

E. 吸气压

14. 在呼吸中，腹肌的作用正确的是

A. 使腹壁紧张   B. 增加腹腔压力   C. 使横膈上升   D. 促进呼气

E. 以上均正确

15. 以下关于发声时喉的运动调节的描述正确的是

A. 呼吸时声门和喉腔打开   B. 发声时声带呈正中位

C. 深吸气时声带呈外展位   D. 吞咽时声带收缩声门闭锁

E. 以上均正确

二、思考题

1. 简述与语言相关的脑区。

2. 简述言语产生的机制。

3. 简述言语治疗的注意事项。

（王　维）

第三章

失 语 症

学习目标

1. **掌握** 失语症的定义、言语学症状、各类失语症临床表现及失语症的评定与治疗。
2. **熟悉** 各类失语症的病因及失语症相关的言语障碍。
3. **了解** 失语症发病机制。
4. 学会失语症的评定方法及治疗技术。
5. 具有良好的沟通能力、关爱病人的博爱之心及良好的团队协作能力。

第一节 概 述

扫码"学一学"

失语症是脑血管病中最常见的语言障碍。要学习失语症，首先来回顾 4 个基本概念，一是言语，言语是用语言符号进行交流的过程，是一个复杂的、动态的神经肌肉活动过程，包括发音、共鸣、呼吸和韵律；二是语言，语言是公认的、可分享的符号，是人们用来表达想法和概念的符号，是按照一定规则使用的符号系统；三是认知，认知是人们进行信息传递、存储和使用的过程，比如日常的记忆、注意、推理、解决问题等，是获得信息、组织信息和运用已有经验的过程；四是沟通，沟通是两个以上对象进行概念、想法交换的过程，是说话者与听话者之间角色动态互换的过程。这四者间相互联系，密不可分，认知是语言和言语的基础，言语是语言的过程，而沟通则是对前三者统筹运用。因此，在治疗失语症的过程中，强调对患者认知能力的训练。

一、定义

学者们对失语症赋予了不同的定义，这些定义虽然侧重点不同，但主体内容大致相同。常用的定义，即美国 Benson 认为失语症是指大脑损伤引起的语言功能受损或丧失，这里强调失语症是一种获得性语言障碍，是大脑受损后使患者已经获得的语言能力受损或丧失。这是目前临床上比较常用的定义。要注意因为感觉缺失、肌肉病变等引起的语言障碍不属于失语症范畴。

二、病因

失语症常见病因有以下三种：①病原性因素：如脑血管疾病、脑肿瘤等引起的脑损伤；②外伤：如车祸、高空坠落等原因导致的脑外伤；③中毒性因素：如食物或药物中毒导致的脑损伤。其中脑血管疾病是导致失语症最常见的病因，我国有关资料显示，1/3 以上的脑血管病患者可出现不同程度的语言障碍。

三、失语症的言语学症状

失语症患者的言语学症状主要表现在听、说、读、写四个方面。其中，同一患者的言语表现在发病的初期和恢复期也是有所差异的。

（一）听理解障碍

完整的听理解的过程包含听觉词汇、语音辨识、语音输入、语义系统四个环节，当其中某一环节出现异常时，便会引起不同程度的听理解障碍，即出现患者对口语的理解能力降低或丧失。这是失语症患者在临床上比较常见的言语学症状。

1. 语音辨识障碍 当患者在听觉词汇和语音辨识环节出现异常时，表现为患者虽然能够听到语音，但是对所听到的语音无法进行辨识。如检查者说"请复述香蕉"，患者在复述过程中无法区分是"xiangjiao"还是"xiangmao"或其他。这类患者经听力检查后，显示听力无明显障碍。

2. 语义理解障碍 当患者在语音输入词典和语义系统环节出现障碍时，常常表现为患者能够正确辨识语音并能部分或完全复述，但只能部分理解或完全不能理解语义，如检查者说"请指出以下哪张图片是刷牙"，患者由于无法理解刷牙，因此也就无法正确指认出图片。

3. 听觉记忆广度障碍 当患者在语音输入缓存环节出现障碍时，常常表现为可以记住单一的指令，但对复合指令的记忆存在障碍，如检查者说"请从这些图片中找出苹果"，患者能执行该指令，但检查者说"请从这些图片中找出苹果和香蕉"时，患者则无法执行或只能完成其中一项指令。

（二）口语表达障碍

口语表达过程包括语义系统、语音输出、发音动作和形成言语四个环节，当其中某一环节出现异常时，便会引起不同程度的口语表达障碍，即患者的口语表达能力出现受损或丧失。这是失语症患者最常见的症状之一。

1. 口语的流畅性障碍 是指失语症患者口语表达的流利程度出现障碍，根据患者口语表达的特点分为流畅性失语和非流畅性失语。鉴别见表 3-1。

表 3-1 （美）Benson 流畅性和非流畅性失语鉴别

言语鉴别项目	流畅性	非流畅性
口语语量	多	减少，50 字/分钟
口语费力程度	无	增加
句子长度	可表达长句	缩短
韵律	正常	异常
口语信息量	少，甚至无意义	多

2. 发音障碍 这类失语症患者的发音错误往往是多变的，可表现为韵律失调和声调错误，且伴随意与有意表达的分离现象，即刻意表达明显不如随意说出的正确率高，模仿语言不如自发语言。需要注意的是，失语症的发音障碍与构音障碍不同，构音障碍的发音错误常常没有变化。

3. 说话费力 这类失语症患者有明显的发音障碍，常表现为语言不流畅，并伴有说话时全身或面部用力，因此患者会有唉声叹气或无奈的面部表情出现。

4. 错语 临床常见的错语有以下三种：

（1）语音错语是音素间的替换，如将苹果（píngguǒ）说成冰果（bīngguǒ）。

（2）词义错语是词和词之间的替换。如将"桌子"说成"鸟"。

（3）新语是用无意义的词或新造的词代替不能说出的词。如将"头发"说成"根北"。

5. 杂乱语 也称为奇特语，特点是多由大量新语和错词构成，缺乏实质词，导致说出的话别人无法理解。

6. 命名障碍和找词困难 命名障碍是指当患者面对实物或图片时，不能说出名称。找词困难是指患者在口语交流过程中，想要说出合适的词来进行表达时有困难或不能，多见于日常常用的名词、动词和形容词。因此这类患者在口语交流过程中常出现迂回现象，即患者无法使用合适的词进行表达时，常以说明实物的性状、用途等方式进行表达，如想说"手机"却表达为"扁扁的，可以用来打电话，找人用的"。所有失语症患者都有不同程度的找词困难。

7. 言语的持续现象 患者在表达过程中常常持续重复同样的字词或短语，特别是在找不到合适的方式进行表达的时候。如有的患者在检查时，已经更换了图片，但仍在重复前面的内容。

8. 刻板语言 常见于重度失语症的患者，表现为以刻板语言即单音或单词回答问题，有时还会出现一些无意义的音。

9. 复述障碍 在治疗过程中，要求患者复述检查者所说内容时，患者常常表现为只能复述部分或完全不能复述。

10. 语法障碍 这类患者表现为在口语表达过程中，其所表达的内容多为失语法或语法结构错乱的病句，不能很完整的表达意思，类似电报语。

11. 模仿语言 这类患者常表现为强制性地模仿重复别人说的话，如检查者询问"你吃饭了吗"，患者重复"你吃饭了吗"。大多数有言语模仿现象的患者还存在补全行为，如检查者说"1、2、3"，患者会自行接着说"4、5、6、7、8……"，有时补全现象只是患者的自动反应，实际不一定理解内容。

（三）阅读障碍

阅读过程包括字形信息分析、字形信息输入、语义系统对照三个环节，通过字形分析辨别文字大小、字体等，输入字形信息并通过语义系统搜索、对照激活概念，若其中的某一环节出现问题则表现为无法朗读或无法辨识文字意义。因大脑功能受损导致阅读能力受损或丧失，称为失读症。汉字的阅读障碍可表现为形、音、义联系中断的三种形式。临床常见的阅读障碍有以下三种：

1. 形、音失读 患者表现为能理解文字意义，但不能正确朗读文字。可正确完成文字与图片或实物的匹配。

2. 形、义失读 患者表现为能正确朗读文字，但不能理解文字意义。文字和实物或图片匹配常出现错误。

3. 形、音、义失读 患者既不能正确朗读文字，也不能理解文字的意义。不能完成文字与实物或图片的匹配或匹配错误。

（四）书写障碍

书写是一个需要多种能力配合、复杂而精细的过程，不仅涉及语言本身，还有视觉、

听觉、视空间功能等参与其中。其中任何一方面发生障碍均可导致书写障碍的产生。常见失语症的书写障碍有:

1. 书写不能 这是完全性书写障碍,患者可简单画一两笔,但不能构成字形。

2. 构字障碍 表现为笔画增添或减少,或者写出的字笔画错误。

3. 象形书写 常常用画图代替不能写出的字。

4. 镜像书写 患者书写的文字笔画正确,但方向相反。多见于右侧偏瘫用左手写字的患者。

5. 书写过多 患者在书写过程中常混杂一些无意义的字词或句,类似口语表达中的言语过多。

6. 错误语法 患者书写的句子含有语法错误,与口语表达障碍中的语法障碍相同。

7. 惰性书写 类似于口语表达中的言语持续现象,即患者常写出一字词后,写其他词时,仍在不停地写前面的字词。

8. 视空间性书写障碍 笔画正确但笔画的位置错误。

考点提示 ▶ 失语症的言语学症状。

第二节 失语症的分类

一、汉语失语症的分类

目前汉语失语症是以 Benson 失语症分类为基础并结合汉语语言特点进行分类,具体类型见表 3-2。

扫码"学一学"

表 3-2 汉语失语症主要类型

汉语失语症主要类型	
运动性失语	Broca aphasia,BA
感觉性失语	Wernicke aphasia,WA
传导性失语	Conductive aphasia,CA
完全性失语	Global aphasia,GA
经皮质运动性失语	Transcortical mortor aphasia,TCMA
经皮质感觉性失语	Transcortical sensory aphasia,TCSA
混合性经皮质失语	Mixed transcortical aphasia
命名性失语	Anomic aphasia,AA
皮质下失语	Subcortical aphasia,SCA
纯词聋	Pure word deafness
纯词哑	Pure word dymbness
失读症	Alexia
失写症	Agraphia

二、西方失语症分类方法

迄今为止针对失语症如何分类一直是一个争议不断的讨论点，特别是近年来对失语症的临床研究渐趋深入，很多学者根据各自的研究目的和观点，提出了自己的分类方式。其中主要有两大类分类标准，一是以解剖学为基础的分类，如 Bensonwv 分类法，二是以心理语言学为基础的分类，如 Goodglass 分类。虽然分类方法众多，但均是对脑损伤后导致的不同言语症状的组合反应和失语症病理机制的探究认识。

第三节　各类失语症的临床特征

扫码"学一学"

 案例讨论

【案例】

　　患者赵某，男，75 岁，以言语不利伴左侧肢体活动障碍 3 月入院。患者于 3 月前因琐事与家人发生争执后感头昏，眩晕不止，并发现左侧肢体不能活动伴不能说话，随即被送到当地医院就诊，诊断为脑梗死，经相关治疗后病情稳定，转入康复中心进行康复治疗。

　　辅助检查：头颅 MRI 示右额 Broca 区低密度影。

　　言语情况：患者自发性言语少，可回答自己姓名，住址只能答成都，说话费力，言语呈非流畅性，且发音不清，有明显的表达困难。

【讨论】

　　1. 请做出诊断。还需做哪些功能评定？

　　2. 请为该患者制定治疗方案。

一、Broca 失语

Broca 失语是首先被描述并广泛应用的失语类型，亦称运动性失语或表达性失语或传出性运动性失语。

1. 主要临床特征　　主要表现为口语表达障碍明显重于理解障碍。该类失语症患者口语为非流利型，说话量少且费力，语言由于量少且失语法常呈电报句式言语，严重时呈无言状态，有错语，尤其是语音性错语较多，伴有不同程度的韵律失常；口语表达多为含有实际意义的词语，基本能达意，有不同程度的命名障碍和找词困难，但在词头音提示下可引出正确反应；复述障碍，特别是在复述较长句子时表现更为明显；听理解相对较好，对有语法词和秩序词的句子理解困难；阅读及文字书写能力均有不同程度的下降。

2. 病变部位　　多位于优势半球额下回后部 1/3 的 Broca 区。

3. 预后　　Broca 失语的预后相比其他类型失语症好，但因程度不同个体差异也比较大，大部分患者能保留日常交流。

二、Wernicke 失语

Wernicke 失语是第二种被公认的失语症，是具有代表性的流畅性失语，亦称感觉性失语、接受性失语。

1. 主要临床表现　主要表现为理解障碍明显重于表达障碍。该类失语症患者最突出的特点是严重的听理解障碍，通常既不能理解别人的语言，也无法理解自己所表达的内容，常答非所问；在表达方面表现为言语流畅，存在杂乱语和言语的持续现象，语句缺乏实质词或缺乏表达的核心内容，语言空洞，找词困难和命名障碍明显，不接受语音提示；阅读和书写均有不同程度的错误。

2. 病变部位　主要位于大脑优势半球颞上回后部 1/3 的 Wernicke 区或在大脑外侧裂的后下缘，以颞上回、颞中回的后半部为中心区域。

3. 预后　此类患者往往缺乏对疾病的自我认识，预后不佳。

三、传导性失语

1. 主要临床表现　在表达方面，自发言语呈流利型，多为语音性错语，以复述障碍为特征。在理解方面，听理解和阅读理解均较好，多数有书写障碍。传导性失语患者一般预后较好。

2. 病变部位　一般认为在优势半球缘上回皮质或深部白质内弓状束。

四、完全性失语

完全性失语属于非流畅性失语，是听、说、读、写所有言语模式受到严重损害的一种失语。

1. 主要临床表现　主要表现为自发言语极少，只能说个别单词或无意义的音节。此类患者听、说、读、写所有的语言功能均严重障碍或完全丧失。最大的特点是能够说出部分系列语，如能数出部分数。完全性失语预后较差。

2. 病变部位　多数学者认为是大脑优势半球外侧裂周围的语言区域受到广泛损害。这类患者多伴有右侧偏瘫、偏盲及半身感觉障碍。

五、经皮质失语

包括经皮质运动性失语、经皮质感觉性失语和混合性经皮质失语。具体鉴别见表 3-3。

表 3-3　经皮质失语鉴别要点

失语症类型	自发语	流畅性	理解	复述	命名	病变部位	预后
经皮质运动性失语	少（缄默），反应延迟，持续语言	非流利性	听理解和阅读理解均较好	可复述较长句子	障碍	优势半球 Broca 区前部和上部	好
经皮质感觉性失语	正常（杂乱语为主）	流利性	听理解、阅读理解明显障碍	复述保留	障碍	优势半球外侧裂言语中枢周围的广泛病变	较差
混合性经皮质失语	缄默	非流利性	听理解、阅读理解均较差，甚至不能理解	保留部分复述功能	障碍	优势半球分水岭区	较差

六、命名性失语

亦称健忘性失语、失名词性失语。

1. 主要临床表现 是以命名障碍为主的流畅性失语。主要表现为自发性找词困难，特别是对人名等有严重的命名障碍，多伴有错语、迂回语言，其他语言能力如理解、复述、书写等均有不同程度的保留。命名性失语的预后较好。

2. 病变部位 多为散在性损伤引起，病变部位多见于优势半球的角回和颞中回后部。

七、皮质下失语

近年来随着医学影像诊断技术不断发展，临床研究人员发现单独皮质下病变也可引起失语症，但引发机制尚不明确。常见皮质下失语类型主要有基底节性失语和丘脑性失语。

1. 基底节性失语 该类失语症患者病变部位主要位于基底节内囊区。国外资料显示，病变部位越靠近基底节前部时，语言障碍类似于 Broca 失语，越靠近后部时，语言障碍类似于 Wernicke 失语，当病变部位较为广泛时，临床表现类似完全性失语。患者复述能力随病情恢复而好转，但在长句复述上仍有障碍。对于简单词句的听理解尚可，长句或复合句理解较差。多数患者在阅读、书写、命名方面均有不同程度的障碍。

2. 丘脑性失语 是由于局限于丘脑的病变引起的失语。主要表现为谈话流畅，声调低，音量小，有时甚至似耳语般，但发音清晰，个别患者表情淡漠，不主动讲话。可简单回答问题和叙述病史，存在错语。复述保留。听理解方面对简单句理解尚可，但对语法结构句或复合句理解困难，阅读理解较差，可出声读。多数患者有不同程度的命名、构字、语法结构障碍。

八、纯词聋

1. 主要临床表现 主要表现为听理解严重障碍，即使是简单的听词指图也不能完成，症状持久。可分辨非词语音，如风声、婴儿啼哭声、火车鸣笛声等，但不能理解所听词语的意思，即词语音和非词语音分离。口语表达流畅，可以表达自己的想法。但随着病程迁延，多数患者在口语表达时有明显错语，以致其表达的内容别人无法理解。复述、听写障碍或不能。自发性书写正常。纯词聋患者预后较差。

2. 病变部位 位于单侧颞叶或双侧颞叶，几乎所有的双侧颞叶病变均可引起纯词聋。

九、纯词哑

患者表现为口语表达能力严重障碍，复述、命名、朗读不能，文字的表达和理解等功能接近正常。多由于优势半球初级运动皮质下部的中央前回前部和临近的运动前皮质或皮质下神经损害所致。

考点提示 ▶ 各类失语症的临床表现。

第四节 失语症的评定

在对患者进行失语症评定之前，言语治疗师应准备好评定工具及量表，和患者讲清评定的目的与要求，取得患者本人及家属的理解和配合，为患者提供舒适和安静的评定环境。在评定过程中尽量使患者放松，避免其紧张不安，并尽可能地吸引患者的注意力，提高其参与评定的积极性，若患者疲劳或不配合，评定可分为几次完成。现介绍具体的评定方法：

扫码"学一学"

一、常用的失语症评定方法

（一）国际常用的失语症评定方法

1. 西方失语症成套测验　西方失语症成套测验（western aphasia battery，WAB）由 Kertesz 参照波士顿诊断失语症检查法演变而来，更简明实用、有效，是目前西方国家应用较广泛的失语症评定方法之一。

此检查法包括 7 个分测验：①自发言语：以提问对话以及图片陈述的形式评定患者自言自语的信息量、流畅度及语法能力。②听理解：主要有回答是非题、听词辨认、执行口头指令 3 个项目。③复述：让患者复述字、词、句及数字等。④命名：包括物体命名、自发命名、完成句子和反应性命名等。⑤阅读：主要有理解句子并选择填空、朗读并执行文字命令、词-图（物）匹配、字母辨认等。⑥书写：按要求书写（姓名、地址等）、图画描写、听写、抄写等。⑦相关认知功能：主要有运用能力、结构、视空间以及计算能力等。

根据①～④项各部分测验结果可计算出失语商（aphasia quotient，AQ），确定有无失语症和障碍的严重程度，并能根据结果做出临床分类。根据⑤～⑦项可计算出操作商（performance quotient，PQ），可判断大脑的阅读、书写、运用、结构、计算、推理等非口语功能。综合①～⑦项可计算出大脑皮质商（cortical quotient，CQ），可了解大脑的认知功能。

2. 波士顿诊断性失语症检查法　波士顿诊断性失语症检查法（boston diagnostic aphasia examination，BDAE）是英语普遍应用的失语症评定方法，此评定方法包括语言功能本身的检查，又包括非语言功能的检查，由 27 个分测验组成，分为 5 个大项目，①会话和自发性言语；②听理解；③口语表达；④书面语言理解；⑤书写，还附加一组评价顶叶功能的非言语分测验，包括计算、手指辨认、左右辨认、时间辨认和三维木块图测查等。

该评定方法能详细、全面地测出各种模式的语言能力，既可评估患者失语症的严重程度，又可对失语症进行分类诊断，还能定量分析患者语言交流水平，并对语言特征进行分析。但做此项评定需要时间较长，评分较困难。但 BDAE 中的失语症严重程度分级法是国际上大多采用的来评定患者语言功能损害程度的方法。分级标准见表 3-4。

表 3-4　BADE 失语症严重程度分级标准

级别	分级标准
0 级	无有意义的口语或听理解能力
1 级	言语交流均通过不连续的言语来表达，大部分需要听者推测、询问和猜测，可交流的信息范围有限，听者在言语交流中感到困难
2 级	在听者的帮助下，可以进行熟悉话题的交谈，但如果是陌生话题，常不能准确表达出思想，患者与检查者都感到进行言语交流有困难
3 级	在极少的帮助或无帮助下，患者可交谈几乎所有的日常问题，但由于言语或理解能力的减弱，某些谈话仍出现困难或不可能
4 级	言语流畅，但可观察到有理解障碍，但所要表达的想法和形式无明显限制
5 级	极少的、可分辨得出的言语障碍，患者主观上可能感到有点困难，但听者不一定明显觉察到

3. Token 测验　Token 测验也称代币测验、表征测验，是检测轻度或潜在的失语症患者的听理解能力的单项筛选性测验，1962 年由 DeRenzi 和 Vignolo 设计。Token 测验不但适用于重度失语症患者，而且还有量化指标，可测出听理解的程度，因而被国外研究失语症者广泛使用。为克服原版测验项目太多、测验时间太长的不足，1978 年 De Renzi 和 Faglion 在原版基础上编制了简式 Token 测验，由七部分 36 项组成。测验的材料由两种尺寸（半径分别为 25mm 和 15mm），两种形状（圆形和正方形），5 种颜色（红黄绿白黑）的 20 个硬质、厚片状的代币组成。测验方法是向被评定者出示一系列难度递增的指令，让患者指出、触摸或挑出相应的标记物。每完成 1 项得 1 分，满分 36 分。29～36 分：正常；25～28 分：轻度障碍；17～24 分：中度障碍；9～16 分：重度障碍；8 分以下：极重度障碍。

简式 Token 测试量表

4. 双语失语症检测法　Paradis 的双语失语症检测法（the bilingual aphasia test，BAT）是目前国际上运用较广泛的双语失语症检测法。BAT 是在世界各国的双语人群中进行检测取得正常范式的基础上编制的，现已用于 65 个语种及 160 个语种配对。BAT 检测库中有全套普通话－英语双语失语检测法、粤语－英语双语失语检测法、普通话－粤语双语失语检测法，国内研究失语症者可直接使用。

BAT 通过听、说、读、写四种语言模式，对每种语言从语言单位、语言水平、语言任务三个方面进行检查。BAT 能精确地对双语失语症患者残余的语言能力进行评定。

（二）国内常用的失语症评定方法

目前，我国运用的汉语失语症检测法大多是参照国外的失语症检查法，结合我国汉语文化、语言的特点编制组成。

1. 汉语标准失语症检查法　汉语标准失语症检查（clinical rehabilitation research center aphasia examination，CRRCAE），以日本的标准失语症检查（standard language test of aphasia，SLTA）为基础，按照汉语的语言特点和中国人的文化习惯编制而成。此检查包括两部分，第一部分为语言的一般特征，第二部分包括听理解、复述、说、出声读、阅读理解、抄写、描写、听写和计算等 9 个项目，大多数项目采用 6 级评分标准。该套评定方法省去了认知能力、视空间能力以及利手的检查，只适合成人失语症患者。

汉语标准失语症检查表

2. 汉语失语症成套测验　汉语失语症成套测验（aphasia battery of Chinese，ABC）是 1988 年北京大学第一医院医学神经心理研究室高素荣教授等参考西方失语症成套测验（WAB），结合我国汉语特点并根据临床经验编制而成。此检查法由谈话、听理解、复述、命名、阅读、书写、结构与视空间、运用、计算、失语检查总结等十大项目组成。

西方失语成套测验

3. 汉语波士顿失语症检查法　此检查法由河北省人民医院康复中心将波士顿诊断性失语症检查法（BDAE）翻译，并结合汉语特点设计而成。

二、失语症的评定报告

评定报告书是失语症评定结果的概括总结，是制定治疗计划的主要依据。住院患者一般完成三次评定报告，即初期、中期、末期评定报告。

（一）报告书内容和格式

报告书的内容要求简明扼要，重点突出。报告书的内容应以失语症综合评价结果为基础，包括：①患者一般情况；②大体印象；③以语言功能听、说、读、写为主的检查结果；④患者语言障碍问题点和训练目标等方面的总结。中国康复研究中心制定的评价报告书见

汉语失语症评定量表

表 3-5。

表 3-5 评价报告书（中国康复研究中心制）

语言评价报告

患者：　　　　年龄：　　　　性别：　　　　职业：　　　　利手：　　　　日期：

临床诊断：　　CT 或 MRI：　　语言障碍诊断：　　　　言语治疗师：

Ⅰ 大体所见

　失语

　脑功能低下

　口部、颜面部失用，其他高级脑功能障碍

　交流能力及态度

Ⅱ 评价结果

　语言功能

　听：

　说：

　读：

　写：

　计算：

　其他

　全部脑功能：（WAIS-R 智能诊断检查的动作性评价结果）

Ⅲ 总结

　语言障碍种类、程度、类型及成为诊断依据的语言症状总结

　合并障碍

　推测预后

　制定目标（长期和短期目标设定）

　适当的治疗途径和方法

　其他与治疗有关的问题

（二）报告书的书写要求

1. 语言功能的记录　语言功能的评定是报告书的重点，分为听、说、读、写、计算等语言功能的记录。

（1）听：要求记录有无听理解障碍及其障碍水平：是单词、短语、句子、短文、口头命令等哪一项有障碍；还要记录听理解障碍的具体内容：是高频率词还是低频率词有障碍、有障碍的内容的抽象度如何；有无认知障碍及其认知障碍程度。

（2）说：要求记录有无自发性言语，自发性言语的语量及其流畅性如何，有无语法障碍及错语，有无命名困难，有无刻板语言，有无复述障碍及其程度等。

（3）读：要求记录阅读理解障碍的程度，与听理解障碍的程度做比较的情况，有无肌肉运动影响发声的现象。

（4）写：要求记录患者自发书写、抄写、听写、描写等方面的障碍情况以及障碍程度。

（5）计算：要求记录患者计算加、减、乘、除的水平及障碍程度，是否保留对数的概念等。

2. 总结 要求记录语言障碍的类型和障碍严重程度，有无合并其他方面的障碍并推测预后情况。

3. 制定目标 要求记录长期目标和短期目标。

（1）长期目标：根据 BADE 失语症严重程度等级来制定，具体见表 3-6。

（2）短期目标：根据长期目标和患者的具体情况设定，拟定一周或一月所能达到的功能水平，在确定短期目标时应注意：①从实际出发，训练目标和难度要依据患者的现存能力及言语障碍程度来确定；②拟定的目标要有难度，但要适当，要求目标必须是经过努力训练能达到的；③拟定的目标应与患者预期达到的功能水平相符；④拟定的目标应参考患者的意愿设定。

表 3-6 失语症治疗长期目标

程度	BADE 失语分级	长期目标
轻度	4、5 级	改善语言功能，适应社会职业需要
中度	2、3 级	充分利用残存功能，适应日常交流需要
重度	1、2 级	尽可能利用残存功能和代偿方法，进行最简单的日常交流以适应家庭需要，回归家庭

三、失语症的鉴别

（一）主要失语症类型的鉴别

通过对言语的流畅度、听理解能力、复述能力的鉴别，可以区别常见的失语症类型。

1. 言语的流畅度 言语的流畅度的鉴别是失语症类型鉴别的第一步，可通过简单的开放性提问对话方式，根据患者表达的信息量、谈话费力程度等情况，将 8 种常见失语症分为流畅型失语症和非流畅型失语症两大类，其中非流畅型失语症包括：①完全性失语；②经皮质混合性失语；③Broca 失语；④经皮质运动性失语。流畅型失语症包括：①Wernicke 失语；②经皮质感觉性失语；③传导性失语；④命名性失语。

2. 听理解 通过观察患者理解字、词、短句、文章的不同水平以及能否较好的完成指令评定患者的听理解能力。一般情况下，能理解检查中的句子或简单的口头指令，即被认为听理解好，反之则视为较差。可将 8 种常见失语症分为听理解好的和听理解差的两大类，其中听理解较好的失语症包括：①传导性失语；②命名性失语；③Broca 失语；④经皮质运动性失语。听理解差的失语症包括：①完全性失语；②经皮质混合性失语；③Wernicke 失语；④经皮质感觉性失语。

3. 复述 可通过观察患者复述字、词、句子的准确性，判断复述的好与差，能够复述较长的句子，视为复述好的，复述中出现词序错误、语义或音素错语的视为复述差的。可将 8 种常见失语症分为复述好的和复述差的两大类，复述较好的失语症包括：①经皮质运动性失语；②经皮质感觉性失语；③经皮质混合性失语；④命名性失语。复述差的失语症包括：①Broca 失语；②Wernicke 失语；③完全性失语；④传导性失语。

（二）失语症与其他言语障碍的鉴别诊断

1. 运动性构音障碍 运动性构音障碍是由于神经和肌肉的损害，导致与言语产生有关的肌肉麻痹、收缩力减弱或运动不协调造成的言语障碍。轻症患者言语不清，发音困难，明显鼻音以及音调、音韵与语速异常，重症患者完全不能说话。但患者的听理解、阅览和书写功能均正常。临床上最常见的是假性延髓麻痹引起的痉挛型构音障碍，运动性构音障碍大多单独存在，但也可与失语症同时存在，临床上更应引起注意，重点鉴别。

2. 言语失用　言语失用是指患者不能自主运动进行发音和言语活动，是一种运动性言语障碍，或者说是一种运动程序障碍。患者无明显的肌肉无力或肌肉运动不协调，大部分患者为大脑左半球的损害涉及第三额回。言语失用可单独发生，也常常伴随运动性失语。

3. 痴呆　痴呆是由于脑功能障碍而导致的获得性、持续性认知功能损害综合征，是一种与许多神经疾病、中毒、感染和外伤有关的综合征。痴呆除了有语言障碍的表现，如语量减少、找词困难、命名障碍、错语、杂乱语等，还存在记忆障碍、思维和判断能力困难、定向障碍、人格和行为异常等临床特征。其中记忆障碍尤为突出，近期记忆减退，表现为遗忘，刚刚说过的话或做过的事不能记忆，忘记熟悉的人，忘记住址等，晚期精神症状较突出，如焦躁不安、抑郁淡漠、精神偏执、妄想和行为古怪等。

4. 言语错乱　言语错乱是由于脑损伤后失定向和记忆思维混乱而引起的一种言语障碍。病因多为双侧颅脑损伤。患者表现为对时间、地点、人物的定向能力障碍，不能正确地理解和认识环境，记忆和思维均有障碍，在谈话中常有离题和虚谈倾向，缺乏自知力、不合作，但听理解、复述基本正常，无找词困难、语法错误。与失语症中的错语、杂乱语不同的是，言语错乱患者在表达时，说出的句子语法基本正常。

5. 古茨曼综合征　包括五种表现：左右辨别不能、手指失认、失写、失算有时伴有失读，是由优势大脑半球顶叶病变所造成。评定时要从整体观察这些障碍是单独存在还是全部存在。

第五节　失语症的治疗

 案例讨论

【案例】

患者刘某，男，53岁，农民，右利手。患者于1月前凌晨出现眩晕，伴右侧肢体活动不利，前往市中心医院行CT检查示：左侧额叶出血。汉语标准失语症检查（CRRCAE）语言评定：患者口语表达呈非流畅性，信息量少，费力，自主性言语中夹杂大量的语音性错语。听理解名词正答率80%、动词正答率80%、句子正答率40%、执行口语命令30%；复述名词60%、动词60%、句子30%；名词称呼40%、动作说明40%、画图说明20%、漫画说明无法完成、列名3分；出声读名词60%、动词60%、句子20%、执行文字命令20%；书写所有项目无法完成；计算2分中止。其他相关评定：无口颜面失用、构音障碍、吞咽障碍。

【讨论】

1. 分析患者存在的言语障碍。

2. 根据评定结果制定患者的近期治疗目标。

3. 患者可进行哪些言语训练，并进行操作演示。

失语症患者的言语功能存在一定程度的自然恢复现象，如脑血管疾病造成的失语症的恢复时间主要在脑血液供应的再疏通和周围水肿消退时，一般是在发病后的1~3周。在恢复时间内由专业的人员进行言语训练效果最佳。常用的失语症的治疗方法主要分为基础治

扫码"学一学"

疗和对症治疗两部分。

一、失语症的基础治疗方法

失语症的基础治疗方法按治疗目的的不同可分为两大类：一类是以改善言语功能为目的，包括 Schuell 刺激疗法、阻断去除法、旋律语调治疗；另一类是以改善日常生活交流能力为目的，包括促进实用交流能力的训练、功能性交际治疗、代偿手段的训练。

（一）Schuell 刺激疗法

1. 刺激疗法的定义　刺激疗法是指对损害的语言符号系统应用强有力的、控制下的听觉刺激为基础，最大限度地促进失语症患者的语言再建和恢复。由于 Schuell 在建立和完善该刺激疗法中做出了卓越的贡献，因此被广泛称之为 Schuell 刺激疗法。

2. Schuell 刺激疗法的基本原则　Schuell 刺激疗法原则较多，但基本原则可以归纳为以下六条（表 3-7）。

3. 刺激疗法程序的设定

（1）刺激方式：刺激方式主要包括听觉、视觉和触觉刺激等，尤其以听觉刺激最重要。对于重症患者经常采取听觉、视觉和触觉相结合刺激，然后逐步过渡到只给予听觉刺激的方式。

表 3-7　Schuell 刺激疗法的基本原则

刺激原则	说　明
利用强的听觉刺激	强的听觉刺激是刺激疗法的基础，因为听觉模式在语言过程中居于首位，只有改善听理解障碍，其他刺激才能产生反应，而且听觉模式的障碍在失语症中也很突出
采用适当的语言刺激	采用的刺激必须能输入大脑，因此根据失语症的类型和程度、患者的兴趣爱好选用适当控制下的语言刺激。难度上既要有一些难度，又要尚能完成为宜
利用多途径的刺激	多途径的语言刺激即给予听刺激的同时，给予视觉、触觉、嗅觉等刺激（如实物或仿制品），多途径促进治疗效果
反复利用刺激	一次刺激得不到正确反应时，反复刺激可能会提高其反应性
每个刺激均应引起反应	一项刺激应引起一个反应，这是评价刺激是否恰当的唯一方法，它能提供重要的反馈，有利于治疗师调整下一步的刺激
正确反应要强化，错误反应时要矫正刺激	当患者对刺激反应正确时，要及时给予鼓励和肯定（正强化）；当刺激得不到正确反应时，要及时矫正刺激

（2）刺激方式的难易度：无论采取何种的刺激方式，都应该遵循由易到难、循序渐进的原则。刺激方式的难易度体现在四个方面：①在听觉刺激训练时，所选用的词越长越难理解，比如："哪个是又红又大的苹果"比"哪个是苹果"更难；②所选用的词是非常用词比常用词难，比如："哪个是蜥蜴"比"哪个是小狗"更难；③让患者选择词时，图片摆放的数量越多越难；④采用几分之几的选择方法，比如：做 2/6 的选择比 1/6 的选择更难。

（3）刺激提示方式：提示的方式包括：①语音提示；②选词提示；③描述提示；④手势提示；⑤文字提示等。提示的方式因失语症程度轻重的不同而有所不同，轻度失语症患者一般只需要单一的提示方式，如语音提示或者描述提示，即可引出正确的反应，而重症患者可能需要多种提示方式才能引出正确反应，如命名训练时可采取的提示方式包括语音、选词、描述、手势等多种提示。

（4）反应评价：在进行具体治疗课题时，治疗师要遵循设定的刺激方式、难易度等刺激条件做客观的记录，对患者的反应进行评价，举例见表 3-8。当经过一段时间的治疗后，患者的正答率逐渐增高，提示方式逐渐减少，连续 3 次正答率大于 80% 以上时，即可进行下一课题的治疗及评价。当患者经多种提示后，连续无反应或误答时，应考虑设计的课题难度偏难，要及时进行调整。正确反应均以（＋）记录，正确的反应包括：按设定时间做出正确回答；延迟反应；自我更正。不符合设定标准的反应为误答以（－）记录。

表 3−8　反应评价记录表

	听理解（SP：P）	命名（P：SP）	读理解（P：W/W：P）	书写（P：W/SP：W）
狗				
猫				
老虎				
香蕉				
苹果				
菠萝				
荔枝				
梳子				
牙刷				
杯子				
次数	（1）（2）（3）	（1）（2）（3）	（1）（2）（3）	（1）（2）（3）

注：①采用 1/10 选择形式；②（SP：P）是指治疗师说名称，患者用手指出相应的图片。（P：SP）是指治疗师出示图片，患者说名称。（P：W/W：P）是指患者用图片配相应的词或患者用词配相应的图片。（P：W/SP：W）是指患者看图书写或听写。

4. 训练课题的选择

（1）根据语言模式障碍和失语症程度选择课题：失语症绝大多数涉及听、说、读、写 4 种语言模式，且这些障碍程度可能不是同等的，可能某种模式障碍表现较为突出，如运动性失语以口语表达障碍为突出表现，感觉性失语以听理解障碍为主要表现。因此，根据语言模式障碍和严重程度选择训练课题，训练更具针对性。原则上，轻度和中度失语症患者以直接改善其语言功能和日常生活交流能力为目标，重度失语症患者以利用其残存功能，或进行实验性治疗为重点。课题内容见表 3−9。

表 3−9　不同语言模式障碍和严重程度的训练课题

语言模式	程度	训练课题
听理解	重度	单词与画、文字匹配，做是或非反应
	中度	听简单句做是或非反应，正误判断，执行简单口头命令
	轻度	在中度基础上选用复杂句、短文、长文章，内容更复杂
阅读	重度	画和文字匹配（日常物品、简单动作）
	中度	情景画、动作、句子、短文阅读，执行简单文字命令，读短文回答问题
	轻度	执行较复杂的文字命令，读长篇文章（故事等）后提问
口语	重度	复述（单音节、单词、系列语、问候语），命名（日常用词、动词命名）
	中度	复述短文，命名句子，动作、情景画描述
	轻度	日常生活话题的交谈，事物描述
书写	重度	书写姓名，抄写或听写（日常生活常用词）
	中度	抄写或听写（单词、简单句）
	轻度	听写复杂句，自发性书写（描述性书写，记日记）
其他		计算练习、写信、写作、查字典、绘画、利用趣味性活动等，均应按严重程度进行训练

（2）根据失语症类型选择训练课题：这种训练课题是按照不同的失语症类型选择的，课题训练重点见表3-10。

表3-10 不同失语症类型训练重点

失语症类型	训练重点
Broca 失语	构音训练、口语表达训练、文字表达训练
Wernike 失语	听理解训练、复述训练、会话训练
命名性失语	命名训练、执行口头命令训练、文字称呼训练
传导性失语	复述训练、听写训练
经皮质感觉性失语	听理解训练（以 Wernike 失语课题为基础）
经皮质运动性失语	构音训练、文字训练（以 Broca 失语课题为基础）
完全性失语	手势、听理解、视觉理解、交流板应用

（二）阻断去除法

根据 Weigl 的理论，认为失语症患者基本上保留了语言能力，但语言的运用能力存在障碍，通过训练可以使患者重新获得语言运用能力。去阻滞是在刺激受损严重的功能区之前，先刺激受损相对较轻的功能区，这种促进性"引导"可在长期记忆区激起兴奋的自动扩散，使受损相对较重的部分易于发生反应。

该法一般与 Schuell 刺激法结合使用，可将未受阻断的较好的语言形式中的语言材料作为"前刺激"，引出另一语言形式中有语义关联的语言材料正确反应，从而使"阻断"去除。完全性、混合性等失语症患者大脑损伤区域较多，适合用这种方法治疗。

如 Wernicke 失语症患者的听理解损伤较重，训练时可先刺激阅读中枢，即通过"看"来去除"听"受到的阻滞。操作方式为：①将文字按顺序组成2～3个语句，让患者阅读；②让患者将书写语句与图片进行匹配；③治疗师给出口头指令，让患者指出对应语句；④治疗师给出指令，让患者指出语句中个别单词；⑤治疗师给出指令，让患者指出与短语有关的图片；⑥治疗师提问题，让患者回答关于语句的问题；⑦让患者针对图片进行口头描述。

阻断去除法强调在无意识状态下逐渐进行具体的内容材料（词和句子）的训练。具体的操作有单纯法和连锁法两种，一般来说，单纯法见效快，但持续时间短，连锁法因多功能参与，效果好，持续时间长。

（三）旋律语调治疗

旋律语调治疗（melodic intonation therapy，MIT）主要是用音乐素材和方法治疗失语症的一种形式。MIT 适用于右脑音乐旋律功能完好的患者，目的在于通过音乐促进患者自主流利的说话。患者先学会使用夸张的韵律、重音、旋律等来表达正常的语言，此法是利用非优势半球的功能代偿来弥补受损的言语功能，主要应用于重度失语症患者或经其他治疗后效果不显著的患者。

操作方式为：①治疗开始，患者与治疗师一同唱其喜欢的歌曲，并逐渐过渡到患者能用歌唱的方式来回答简单的问题；②从歌唱逐渐过渡到旋律、节奏、语音、音调都与正常说话较为接近的"吟诵"方式；③最后回到正常说话时的语调。

（四）促进实用交流能力的训练

若失语症患者经过系统专业的言语治疗后，其言语功能依然没有明显的改善时，可考虑进行促进实用交流能力的训练，以便患者在日常生活中实现最有效的交流方式。

1. 训练目的 使失语症患者最大限度地利用其残存的交流能力（语言的或非语言的），与周围的人产生或建立有效的联系，尤其是促进患者日常生活中必需的交流能力。

2. 训练原则

（1）重视常用性的原则：根据患者的交流能力，选用日常活动的交流内容为训练课题，如实物、图片、照片、文字等，采取恰当的方式，调动患者的训练兴趣，使其逐渐主动参与到日常活动的交流中来。

（2）重视传递性的原则：除了用口头语传递信息外，还可利用书面语、手势语、绘画等代偿手段来传递信息，达到交流能力全面综合地提高。

（3）调整交流策略的原则：在制定的治疗计划中，应包括促进实用交流策略的类型和内容的训练，使患者学会根据不同场合及自身交流水平选择合适的交流方法，体验在与人交流沟通过程中运用不同策略的成功和失败。

（4）重视交流性的原则：设定更接近于实际生活的语境，以便引出患者的自发交流反应，并在交流过程中得到反馈。

3. 交流效果促进法 交流效果促进法又称 PACE 技术（promoting aphasics communication effectiveness），是由 Davis 和 Wilcox 创立的。PACE 是在训练中利用接近实际交流的对话结构，语言治疗师与患者之间可通过问答的形式双向相互传递信息，使患者尽量调动残存的语言能力，以获得较为实用化的交流技能。PACE 是目前国际上应用较广泛的促进实用交流能力的训练方法之一。

（1）适应证：适用于各种类型和程度的语言障碍者，在小组训练中也可应用交流效果促进法。

（2）训练方法：将一叠图片正面向下放置于桌上，治疗师与患者交替抽取图片，不能让对方看见手中图片的内容，然后利用多种表达方式，如命名、手势、指物、绘画、迂回语等，将图片内容传递给对方，接收者通过反复询问、猜测、确认等方式进行反馈。在训练开始时，治疗师可根据患者的语言能力提供适当的示范。

（3）注意事项：

1）交换新的未知信息：图片内容只允许传递者知晓，不能让对方知道。患者和治疗者每次各自轮流随机抽取卡片，然后尝试将卡上的信息传递给对方。

2）自由选择交流手段：治疗时不仅仅局限于口语表达，还可以利用患者其他残存能力，如书面语、手势、画图、用手指点等代偿手段来进行交往，尽量应用患者能理解的适合的表达手段。

3）平等分担会话责任：在交流时，传递者与接收者处于同等地位，会话任务应当交替进行。

4）根据信息传递的成功度进行反馈：当患者作为传递者时，言语治疗师作为接收者，可给予适当的反馈，促进患者表达方法的修正和发展，以提高信息传递的成功度。

（4）交流效果评价：交流效果的评价采用 PACE 评分法，见表 3-11。

表 3-11　PACE 评分法

评价分	评分标准
5	第一次尝试就将信息成功传递
4	第一次尝试未能将信息成功传递，第二次信息能让接收者理解
3	经过治疗师多次询问，或是借助手势、书写等代偿手段能将信息成功传递
2	经过治疗师多次询问，或是借助手势、书写等代偿手段可传递不完整的信息
1	经过多次努力，利用多种方式，但信息传递依然完全错误
0	不能传递信息
U	评价不能

（五）功能性交际治疗

功能性交际治疗（functional communication therapy，FCT）是在传统刺激法的基础上，侧重于日常交往活动和信息交流，目的是使患者充分利用各种交流形式和残存能力（如书写、姿势、绘图等）来加强沟通效果，重建交流能力，以满足生理和心理需要的一种治疗方式。与 PACE 相似，但 FCT 的目的不是训练哪一种言语交流形式而是采取各种方式和方法达到最大限度的交流。

其方法为：①与患者建立交流伙伴关系，其目的是增加患者的语言输出；②消除不恰当的交流行为；③训练人员对患者的家属介绍治疗原则和方法，促进患者与家人之间的交流，以提高效率；④交流技能的转移，其目的是将患者由病房、家庭逐渐转移到社区或社会环境中。

（六）代偿手段的训练

1. 手势语的训练　手势语不单是手的动作，还包括头部及四肢的动作。手势语在交流活动中，具有标志、说明等作用。进行手势动作的训练时，语言治疗师可先示范，然后让患者模仿，再进行实际的情景练习，以强化手势语的应用。

（1）建立是否反应的训练：重度失语症患者的理解能力比其表达能力好，但他们通常不能用点头、摇头或用其他手势语表示"是"或"不是"，存在很明显的交流沟通障碍。训练首先要建立明确的言语的或非言语的是否反应。

1）建立是否反应的方法：①治疗师帮助患者连续完成 5 个表示"是"的动作（点头、竖起大拇指等），然后再帮助患者连续做 5 个"否"的动作（摇头、伸出小拇指等），治疗师在帮助患者做以上动作的同时，口中说"是"或"否"来强化是否概念；②治疗师发出"是"或"否"的指令，让患者做相对应的反应动作，每个反应间隔 5 秒左右；③治疗师根据患者的工作经历、家庭生活等个人情况，向患者提出简单的问题，要求患者做出"是"或"否"的反应动作，如果患者不能完成，治疗师可一边帮助患者做动作，一边口述"是"或"否"。

2）巩固是否反应的方法：①要求患者连续做 5 个表示"是"的动作（点头、竖起大拇指等），然后再连续做 5 个表示"否"的动作（摇头、伸出小拇指等），必要时可给予帮助；②要求患者交替进行"是"和"否"的反应动作，每个反应间隔 5 秒左右，必要时可给予帮助；③要求患者对简单问题做出"是""否"反应，必要时可给予帮助。

（2）建立手势反应的训练：存在手势应用障碍的患者，可以进行手势反应的训练，手势反应的训练可一对一进行，也可采取小组训练的方式，手势反应训练的程序见表 3-12。

在训练过程中，先训练一个手势，当这一手势熟练后，再训练第二个手势；然后两个手势交替使用，直至患者能够熟练交替完成这两个手势；然后再训练第三个手势，重复上述步骤，以此类推逐渐增加手势动作，直到患者具备手势表达能力。

表 3-12　手势反应训练的程序

步骤	训练内容	举例
1	治疗师说指令，同时做动作	治疗师说"脸"，同时用手指着自己的脸颊
2	治疗师说指令，治疗师帮助患者一起做动作	治疗师说"脸"，治疗师帮助患者同时用手指着自己的脸颊
3	治疗师说指令，同时做动作，患者模仿动作，停顿 1 分钟，患者再次模仿动作	治疗师说"脸"，用手指着自己的脸颊，患者模仿动作，停顿 1 分钟后，患者再次模仿动作
4	治疗师说指令，患者听后做动作，停顿 1 分钟后，治疗师再说指令，患者再次做动作	治疗师说"脸"，患者用手指着自己的脸颊，停顿 1 分钟后，治疗师说"脸"，患者再次用手指着自己的脸颊
5	患者看词后做动作	治疗师给患者看写有"脸"字的卡片后，患者用手指着自己的脸颊
6	治疗师提问题，患者做出相应的动作反应	治疗师问"早晨起来，要用毛巾干什么？"，患者做出相应的"洗脸"的动作反应

（3）建立指点动作的训练：指点动作的训练适用于疾病早期丧失指点动作能力的重度失语症患者。指点动作是正常的交流方式之一，它可传递一个初步的信息或概念，可以促进患者的实用交流能力。训练方法如下：①指点图片：要求患者在数张图片中，指出与治疗师手中的图片相同的一张，建立指点动作反应；②指点实物：随着患者正确反应的增多，可以让患者指点室内的物品；③指点图片与实物：要求患者在数张图中指出治疗师要求的那张图，然后指出相应实物。该方式可以与交流板的使用结合起来训练。

2. 书写与绘画的训练

（1）书写训练：应书写简单易行并具有实用意义的内容，使患者逐渐将字的字形、语音、语义和手的书写运动联系起来，以达到能够在日常生活中灵活应用的目的。书写训练应从抄写、默写与听写三方面进行训练。

（2）绘画训练：此法对重度语言障碍但具有一定绘画能力的患者可能有效。首先让患者临摹一些简单的图画，临摹比自发绘画要容易，可以减轻患者的绘画困难。然后进行人体的五官、身体主要部位等绘画训练，再涉及漫画解释等绘画训练。与手势语训练相比较，绘图训练的优点在于：①用画图表达时，可随时添加和变更内容；②画的图不会瞬间消失，可让对方有充足的时间分析理解，并可保留以供参照。训练中应鼓励患者善于合用其他的交流手段，如画图加手势、加单字词的口语、加文字等。

3. 交流板的训练　交流板的训练适用于口语及书面表达交流都有困难，但仍存在文字和图画认识理解能力的患者，患者可通过指出交流板中的字、图片或相片来表达自己的意图。

治疗师与患者及家属根据患者实际需要情况及不同的交流环境共同设计一套交流板，内容可包括患者的姓名、住址、电话、与亲属联系方式以及日常生活用语的词卡或图片等，训练指导患者学习使用。

交流板的内容不是一成不变的，可随着患者交流水平的提高，随时进行调整和更改。设计交流板时应注意：①患者是否具有辨认常用词的能力；②患者是否具有辨认常见物品图画的能力；③患者是否具有阅读简单语句的能力。

4. 电脑及辅助仪器的训练　随着计算机技术的发展，应用计算机辅助言语治疗已逐渐成为一种趋势，如触按说话器、环境控制系统、便携式键盘等。

二、失语症的对症治疗

针对失语症患者的不同语言障碍（听理解障碍、口语表达障碍、阅读理解障碍、书写障碍）采用不同的针对性治疗方法。

（一）听理解障碍治疗技术

1. 目的及适应证

（1）目的：通过控制听觉语言刺激的各种因素，训练患者的听理解能力，使患者能够真正接收语音信息，并对语音信息进行加工处理。

（2）适应证：听理解障碍治疗技术适用于所有听理解障碍的患者。

2. 影响听理解的因素

（1）语言因素。①词汇的使用频率：失语症患者对日常生活中常用到的词汇更容易理解，比如高频词"牙刷""裙子"等比低频词"莲雾""玛瑙"等更易辨识理解，（图3-1）比（图3-2）更容易训练。②词汇的抽象性：失语症患者对具体实物的词汇比抽象词汇更容易理解，比如"小狗""大树"等词汇比"理想""思维"等词汇更容易理解。③语义相关性：失语症患者对语义有联系的词汇理解更加困难，同类事物比不同类事物更易出现混淆。比如让患者从碗、水杯、盘子中选出"碗"比让患者从碗、猫、汽车中选出"碗"更困难，更容易混淆，（图3-3）比（图3-4）更容易训练。④信息长度：信息长度是影响失语症患者听理解的重要因素，一般情况下，随着语音刺激的长度增加，信息量越多，听理解越困难。因为失语症患者的听理解记忆广度有所减退，语音的长度、语音内关键词的数量都会影响患者对语音信息的理解，比如"又红又大的苹果"比"苹果"理解更困难。⑤句法结构：对失语症患者而言，不同句法结构的语句理解具有不同难度。其中，理解否定句比肯定句困难，理解被动句比主动句困难，理解可逆被动句比不可逆被动句困难，比如"小明被小红打了"比"小明被门夹了"更难理解。

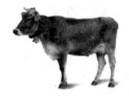
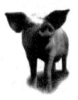

图3-1 常见动物

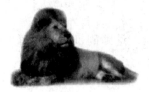
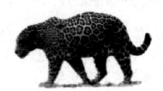

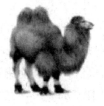

图 3-2 不常见动物

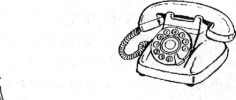
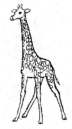

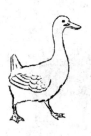
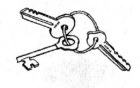

图 3-3 不同类事物

　　在听理解训练中，先选择较短的、具体的、有意义的、差别大的、与患者兴趣生活相关的高频词，才能使语音信息具有刺激性，易获得患者配合并产生治疗的动力。

　　（2）语言外因素。①言语速度：言语速度越快失语症患者理解越困难，失语症患者对稍慢的言语速度的理解比正常的言语速度的理解要好，因此，针对有听理解障碍的患者，言语治疗师在与其对话时应适当减慢言语速度。②停顿：失语症患者对有停顿的语句比无停顿的语句理解好，在语音信息间停顿，可降低语音信息的听理解难度。③警觉性言语：失语症患者处理信息时注意力易减退，在训练过程中适当给予如"准备好""听好"等警觉性言语，使患者集中注意力，提高治疗效果。

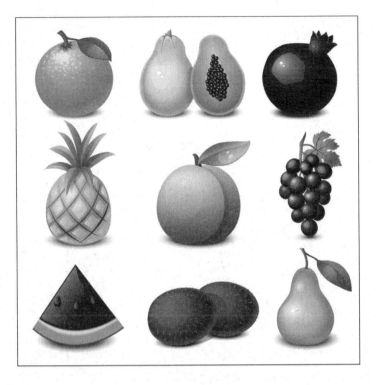

图 3-4 同类事物

影响听理解的因素还有许多，比如反应方式、前刺激、交流的真实性、表情及声调等。

3. 听理解训练方法

（1）语音辨识训练：让患者从背景音（如哭声、雷声、火车轰鸣声等）中辨别出目标词的语音，并可让患者举手示意，此方法适用于纯词聋的患者。

（2）听词—图匹配训练：言语治疗师将若干张图片或实物摆放在桌面上，发出指令，令患者指出相应图片或实物（图 3-5、图 3-6）。言语治疗师可通过控制图片或实物的数量、语言因素以及语言外因素调整训练的难易程度。

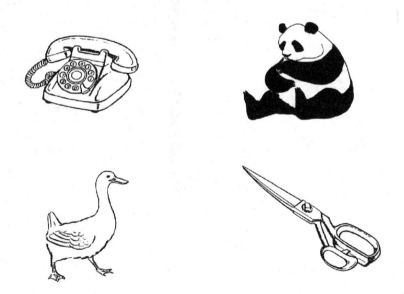

图 3-5 听名词-图匹配训练

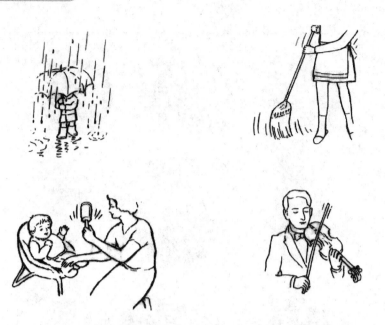

图 3-6　听动词-图匹配训练

（3）听理解记忆广度扩展训练：言语治疗师将若干张图片摆放在桌面上，发出指令，要求患者按先后顺序连续指出所听到的两张或两张以上卡片的内容。言语治疗师可通过控制图片的数量、语言因素以及语言外因素调整训练的难易程度。

（4）语句听理解训练：言语治疗师朗读具有故事情节的短文，听完后言语治疗师以语句的方式提问，患者回答。言语治疗师可通过语句的速度、长度、句法等调整训练的难度。

（5）执行指令训练：言语治疗师在桌子上摆若干个实物，患者按指令执行任务。比如"把夹子放在钥匙旁边"（图 3-7）。言语治疗师可通过一步指令、二步指令、三步指令逐渐增加训练难度。

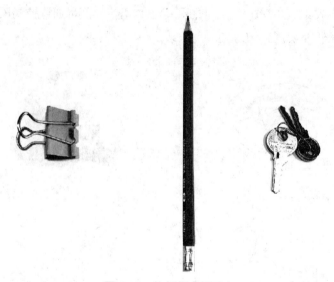

图 3-7　执行指令训练

（二）口语表达障碍治疗技术

1. 目的及适应证

（1）目的：利用患者残存的口语或非口语交流能力来尽可能恢复有效的交流，使患者能够正确表达自己,顺利完成日常交流。

(2)适应证:口语表达训练适用于所有口语表达障碍的患者。

2. 口语表达训练方法

(1)单字训练:训练时根据具体情况,先练习容易的发音,在声母和韵母发音的基础上,由发单音过渡到发音节,再到产生单字。训练中可用数数的方法诱导单字的产生,如让患者跟着治疗师数 1~10,然后治疗师告诉患者"数字 9 就是啤酒的'酒'"。

(2)词语训练。①词复述:复述的词汇长度由一字词逐渐增加到三字词,以便观察词长效应。②命名:呈现一张图片或实物,要求患者说出它的名称。治疗师可根据患者对刺激的反应,选择提供与图片或实物相关的字、语音等提示方法。如"茶杯",提示可以是"我们喝水要用的"。③语句完形:呈现一张图片,治疗师说前半句,患者完成后半句让患者来完形,如"我们用牙刷_____",患者说"刷牙"。④组词:治疗师说出一个字,让患者尽可能多的用这个字组成词语。如"水",可以组成水彩、水晶、水果、水母、墨水、喝水、口水、开水、水库、水稻等。⑤列名:要求患者在规定时间内尽量多说某一范畴的名称。如蔬菜类、水果类、动物类、植物类等。

(3)语句训练。①语句复述:语句复述训练中的语句由短至长排列。短句 3 个字,长句 20 个字左右,逐渐增加语句长度,控制训练难度。②图画描述:呈现一幅图片,让患者用语句尽可能多的描述图片。当患者出现描述困难时,可给予提示。当出现语法错误、错语等现象时,不要打断,应在描述完成后再给予纠正(图 3-8)。③日常生活能力交流:通过提问日常生活方面的问题或讨论患者熟悉的话题进行训练。不能自主表达的重症患者可运用姿势语言、交流板等代偿手段进行日常生活能力交流训练。

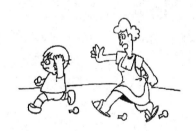

请尽可能多的描述图片

图 3-8 图画描述作业

(4)语法训练:语法训练应遵循不完整句→简单句(主谓、主谓宾、主谓宾补等)→复杂句(主谓双宾句、连动句、联合结构等)顺序进行,训练形式以图片为主,先进行言语理解训练,再进行言语表达训练。

(三)阅读理解障碍治疗技术

1. 目的及适应证

(1)目的:通过对图片及文字的阅读理解训练,提高患者的阅读理解能力,使患者逐渐将字形、字音、字义联系起来,达到有意义地阅读。

（2）适应证：阅读理解训练适用于所有阅读障碍的患者。

2. 影响阅读理解的因素　在许多方面，书面信息的理解与语音信息的理解较为相似，其影响因素也较多相同，同样会受语言因素的影响，除此之外还有以下几种。

（1）词的性质：名词、动词等容易理解，连词、代词、虚词等词汇虽然使用频率较高，但却难于被患者理解。尽管有些专业词在语言中不常使用，但由于职业或业余爱好的原因，某些患者会熟悉，因而更容易理解。

（2）词序：词序是词在词组或句子里的先后次序，是一种表达词的语法意义的手段。词序的变动能使整个句子或词组具有不同的意义，对阅读障碍患者来说，会加大阅读的难度。例如，患者难以区分"屡败屡战"与"屡战屡败"两者之间的区别。

（3）语义：在理解"羊吃草"这样的句子时，人们对"羊"和"草"的词义有所了解，同时，根据常识只能是"羊吃草"，而不能是"草吃羊"。在这里，语义知识起了很大的作用，有助于帮助人们理解。

（4）语境：语境是指言语交际的环境。上下文、时代背景、空间环境、话语前提等与语词使用有关的都是语境因素。在言语交际时，语境提供了各种时代背景知识，因而能帮助人们迅速、准确地理解语言。对于阅读理解障碍的患者，在阅读文章前看与阅读内容有关的图片，有助于理解。

3. 阅读理解训练方法　言语治疗师在治疗前必须评定失语症患者的语言功能水平，根据患者的功能水平，选择适当的阅读和朗读内容进行训练。语言功能水平测定主要包括：①视觉匹配水平；②单词水平；③词组水平；④语句水平；⑤段落水平。还包括在该水平的刺激长度、词汇使用频度、抽象水平、语境提示等。

（1）促进词的辨识和理解：利用阅读理解障碍患者残存的词辨识和理解能力，选择适当的训练内容，巩固并加强患者辨识和理解词的能力。

①匹配作业：要求患者将图画与图画、手写字体与印刷字体、听词（听刺激）与文字、文字与图画相匹配。匹配作业中使用的词应尽可能与日常生活有关，如"刷牙""洗手"等（图3-9～图3-12）。②贴标签：在患者的日常用品、家具、

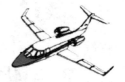

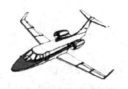

图3-9　图图匹配作业

交通工具等物品上粘贴写有物品名称的标签，令患者多次看到实物与词汇的匹配，可增强词与物的词义联系。③分类作业：要求患者对词汇进行分类，分类的词汇既可以为水果、动物等名词性词汇，也可为抽象词汇，如表示情感、颜色等词汇。分类作业有助于训练患者对名词语义的相似性进行辨别的能力，提高失语症患者的阅读理解能力（表3-13）。④语义联系：寻找同义词、反义词以及语义相关词也可用于阅读理解训练中（表3-14）。

窗 帘　　沙 发

柜 子　　写字台

图 3-10　听词文字匹配作业

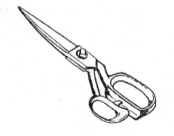
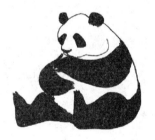

剪 刀

图 3-11　文字图画匹配作业 1

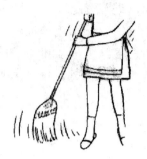
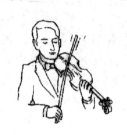

拉 琴

图 3-12　文字图画匹配作业 2

表 3-13　分类作业示例

分　类	词　汇
找出动物类词汇	电脑、番茄、狮子、月亮、书柜、牙刷、裙子、手表、马桶
找出水果类词汇	感冒、紫色、草莓、恐惧、馒头、汽水、沙发、裤子、法国
将词汇归成三类	西瓜、熊猫、葡萄、山羊、电视、冰箱、柚子、空调、袋鼠

表 3-14　语义联系作业示例

分　类	词　汇	
将反义词画上连线	去 早 上 对	下 错 留 晚
将语义有联系的词画上连线	篮球 海鸥 厨师 树木	餐厅 森林 球场 大海

　　（2）促进词和语句的辨认和理解。①词—短语匹配：当患者能够完成常用词的辨认和理解后，就可进行词—短语匹配，要求患者将短语匹配一个合适的词，使它符合短语的意义，这是从词的辨认和理解阶段发展到句子理解的过渡阶段（表 3-15）。②执行文字指令：执行文字指令应从简单的指令如摸头、眨眼、举手等开始，同时，改变文字的熟悉度、词汇的长度、句法等影响因素，逐渐增加指令的难度。指令中的空间方位词是完成指令的关键，如果患者对空间方位词所表示的空间关系理解错误，执行文字指令作业将会出现错误。③找错：要求患者找出语句中的语义和语法错误，目的是促使患者集中注意力，认真阅读和分析语句并同时寻找错误。如"我喜欢到西餐厅买宠物，图书馆是吃饭的地方。"④句子结构：包括对简单疑问句的理解、对双重否定句的理解以及给语句加标点和重组语句等方面的训练（表 3-16）。

表 3-15 词—短语匹配作业示例

词　汇	短　语
水杯	①下雨天应该穿_____
雨衣	②能在水里游的是_____
金鱼	③我们用_____喝水
钞票	④用_____来买物品

表 3-16 句子结构训练作业示例

项　目	示　例
简单疑问句理解训练	①是非疑问句：你是女士吗？ ②具体事物类问题：现在几点了？
双重否定句理解训练	根据例句的意思选择相同意思的语句 例句：我不是不想吃饭。 ①我不想吃饭。②我想吃饭。
给语句加标点训练	我家花园里种了牡丹玫瑰月季百合和康乃馨
重组语句训练	将下列词组成句子：去　今晚　吃饭　说　爸爸　餐厅

（3）促进语段和篇章的理解：当患者对一般的语句理解较为准确，不感到困惑时，则可进行语段阅读训练。当患者对单一语段的理解达到80%的水平，就可将阅读材料增至2～3个语段，再逐步增至篇章的理解。训练方法如下：

①语句的排序：要求患者将几个顺序被打乱的语句连接成一个语段或一个小故事。为提高患者对语段或短文中有关信息的理解，在训练前可先针对语段或短文的内容提出几个相关问题，如时间、地点、人物、情节等，以助患者的理解和记忆。如果患者不能完成，可先对每个语句进行分析后，再进行语句排序训练。②分析阅读材料：训练方法是让患者逐段分析阅读材料。如果患者有口语表达或书写能力，在阅读每个语段后，可令其用自己的话总结语段，然后再阅读下一个语段。

（4）轻度阅读障碍的训练：轻度阅读障碍患者的训练主要应教会患者找出中心思想，训练患者尽可能用语言将段落主旨表述出来。

（四）书写障碍治疗技术

1. 目的及适应证

（1）目的：通过有效的训练使书写障碍的患者逐渐将其书写的字的字形、语音、语义与手的书写运动联系起来，达到有意义地书写和自发书写。

（2）适应证：书写训练适用于所有书写障碍的患者。

2. 训练阶段

书写训练分为三个阶段。第一阶段是临摹与抄写阶段，第二阶段是提示书写阶段，第三阶段是自发书写阶段。治疗师应根据书写障碍程度的轻重进行不同阶段的书写训练，这三个阶段的适用对象、训练目的及训练重点见表3-17。

表 3-17 书写训练各阶段的对象、目的及重点

训练阶段	训练对象	训练目的	训练重点
临摹与抄写	重度书写障碍	促进视文字→复制式书写表达的过程	字的辨认和理解、非利手的书写运动技巧、书写中各器官的联合运动
提示书写	轻、中度书写障碍	促进视文字→按提示要求组织文字→书写表达的过程	提示的形式（文字、图片、语音）、提示的性质（直接、间接提示）、提示的量
自发书写	轻度书写障碍	促进自发性书写意愿→自发书写表达	形成合乎逻辑的书写，组织完整的句子及章节，表达完整的意义

3. 临摹和抄写阶段训练方法

（1）临摹：因大脑损伤造成的失语症患者常伴有上肢偏瘫，临摹的目的是改善非利手的书写运动技巧。临摹的内容包括：①临摹圆形、方形等形状以及笔划简单的字，比如：大、山等；②临摹系列数字，比如：一、二、三等，改善自动语序的书写能力；③临摹患者自己的姓名、地址、电话号码、家庭成员的姓名等。

（2）抄写：可根据患者阅读理解受损的程度来设计抄写的作业内容和方式。①看图抄写：准备一些印有文字的图卡，患者先阅读图片及图中的文字，然后抄写。训练对象主要为存在书面语言理解困难的患者。在进行看图抄写训练中，应注意：a. 在做训练前，治疗师应向患者仔细解释如何完成训练。该训练提供了大量的视觉提示，如果患者在该阶段反复失败，可对患者进一步解释涉及哪些问题，鼓励患者坚持练习；b. 训练中的词汇要尽可能有意义，根据不同的患者设计，要和患者的日常生活或兴趣爱好等相关，不能千篇一律；c. 治疗师对患者抄写的每个错字、错词扣分，这是有利的反馈，可以激励并督促者认真对待训练；d. 在进行看图抄写的同时，可训练患者对词语的理解，利用图－图匹配等训练方法促进患者的阅读理解能力。②分类抄写：分类抄写是在减少视觉暗示的条件下抄写，训练对象为对书面语言有一定理解力的患者。在进行分类抄写训练中应注意：a. 在训练中逐步减少视觉提示量，提高患者理解文字的能力；b.这一水平的训练要注意增加阅读理解的难度，同时帮助患者累积常用词汇（表3－18）。③语句完形：语句完形的训练对象为书面语言理解能力较强的书写障碍患者（表3－19）。④看短文回答问题：当阅读理解为中度或轻度受损时，抄写和选择书写的训练难度水平可以更高一些。治疗师可以让书写障碍的患者阅读短文后，根据短文内容写出简单的回答（表3－20）。

表3－18 分类抄写训练示例

项 目	示 例
一般分类训练	蔬菜：白菜_____ 动物：狗_____ 骆驼、胡萝卜、猫、黄瓜、牛
配对词、反义词分类训练	男人和____ 学生和____ 鱼和____ 高和 ____ 慢和____ 胖和____ 老师、瘦、女人、矮、水、快
抽象词分类训练	国家____ 傍晚____ 鬼怪____ 职业____ 护士、中国、夕阳、恐惧

表3－19 语句完形训练示例

词 语	示 例
送信、上课、种田、看病	老师____ 医生____ 农民____ 邮递员____
吸吮手指、大声吼叫、拄拐行走、有爱慕者	老爷爷____ 美女____ 婴儿 ____ 愤怒的人____

表3－20 看短文回答问题训练示例

短 文	问 题
王欣在考山北路上开了一家修车行，他修了10年车，他家离车行只要走5分钟就到，他家住三楼，他家里还有一个老婆、两个儿子、一条狗。	是非问答： ①王欣是修车师傅吗？ ②王欣家离车行很远吗？ ③王欣家有三口人吗？ 简单问答： ①王欣住几楼？ ②修车行在哪？ ③王欣养了什么宠物？

4. 提示书写阶段训练方法 当患者抄写训练达到 65%～70%正确时，可考虑进行提示书写阶段训练。

（1）偏旁部首书写：要求患者按偏旁或部首随意书写，如车字旁，可以随意书写出：转、轮、软、轻、较、辅等。在这类练习中体现了汉字的"字形类联"的特点，对形近字归类辨析，可加强正确字形的构成，使患者建立起信心，充分调动患者的学习积极性，逐步达到正确字形的形成阶段。

（2）字形构成：要求患者根据图画，将字形的各偏旁部首组合成一个完整的字。

（3）字完形：要求患者根据句子的内容写字或词作为回答，如："洗脸用＿＿＿""好的反义词是＿＿＿"等，此环节体现了汉字的"字义类推"的特点，帮助患者简化思维过程，减轻记忆强度，培养良好的思维方法，如果字形完成存在困难，可呈现该字、词的偏旁部首作为提示或给更多的提示。

（4）视觉记忆书写：将字词呈现数秒，然后移开，患者根据记忆写出字词。训练的字词的笔画开始时要简单，选用常用词，随着患者视觉记忆能力的提高，逐步增加字词的笔画和长度，并缩短呈现时间。

5. 自发书写阶段训练方法

（1）句法构成：建立简单句句法结构的方法与口语表达训练方法近似。方法如下：①给患者若干图片及字卡，让患者根据图片将字卡按顺序排列；②治疗师拿走字卡，让患者写出语句；③给患者若干图片，让患者书写语句。

（2）语句完形：根据语句的内容，在没有提示的情况下，将未完成的语句书写完整。根据患者的阅读理解能力，设计不同难度的书写内容，书写的内容可以是名词、动词、形容词等，也可以是动宾结构等短语。如："我把昨天没吃完的晚饭放在＿＿＿＿里保鲜。"

（3）语句构成：治疗师提供数个词汇，患者将这些词汇扩展为结构完整的语句，或者设计一个书写的主题，应用简单的句法结构自发书写。如书写购物过程，涉及的内容有地点、交通、需购买的物品、费用等（表 3－21）。

表 3－21　语句构成训练示例

治疗师提供信息	患者语句
①地点：上海 ②地理方位：南 ③地区特点：金融中心 ④人口：两千多万	上海在南方，上海是一个金融中心，有两千多万人口

三、传统医学针灸治疗方法

（一）体针

1. 取穴　①主穴：哑门、金津、廉泉、玉液；②配穴：通里、太溪。

2. 操作

①廉泉穴消毒后用 2 寸针透刺，首先垂直进针，缓慢透至舌根部，随后针退到皮下，依次从左右 2 个方向斜向约 30°透向舌根部，不留针；②哑门穴消毒后用 1.5 寸针垂直于皮肤表面进针，进针后行捻转法平补平泻增强刺激后即刻退出针，不予留针；③通里、太溪穴给予消毒后针刺，行平补平泻，留针 30 分钟后取针；④针刺结束后，嘱患者张口，用压舌板抬高舌体，暴露出舌下系带两侧静脉，左侧取金津，右侧取玉液，用消毒后的三棱

针快速点刺放血，放血量约 1~2 滴。

（二）头针

1. 取穴 运动区、感觉区、舞蹈震颤控制区、语言区。

2. 操作 左病刺右，右病刺左，用 2 寸左右毫针，斜刺深入 1~1.5 寸，快速捻转，同时嘱患者做患侧肢体运动，凡言謇失语者针刺的同时练习发音。1 次/日，15 日为一个疗程。

第六节　失语症相关的言语障碍

扫码"学一学"

一、言语失用

1. 言语失用的定义 言语失用是指不能执行自主运动进行发音和言语活动，且这种异常不能用与言语有关的肌肉麻痹、收缩力减弱或运动不协调来解释的一种运动性言语障碍，或者说是一种运动程序障碍。

2. 言语失用的言语特征

（1）随着发音器官运动调节复杂性增加，发音错误增加；

（2）辅音在词的开头比其他位置发音错误多；

（3）重复朗读相同的文字时，发音错误倾向于一致性；

（4）模仿言语比随意言语出现的发音错误更多；

（5）发音错误随着词句难度的增加而增加。

3. 言语失用的评定

言语失用的评定见表 3-22。

表 3-22　言语失用的评定

元音顺序（1、2、3 说 5 遍）	
1. a-u-i 正常顺序（　） 元音错误（　） 摸索（　）	3. 词序（复述"爸爸、妈妈、弟弟"） 正常顺序（　） 元音错误（　） 摸索（　）
2. i-u-a 正常顺序（　） 元音错误（　） 摸索（　）	4. 词（复述"啪嗒洗手、你们打球、不吐葡萄皮"） 正常顺序（　） 元音错误（　） 摸索（　）

4. 言语失用的治疗 言语失用的治疗原则是纠正患者的异常发音。利用视觉刺激模式并在治疗过程中辅以发音训练指导，建立或强化视觉记忆对成人言语失用的成功治疗具有重要作用，另外向患者介绍发音音位和机制以指导发音，可以按照以下步骤进行：①掌握每个辅音发音的位置；②迅速重复每个辅音加"啊"，以 3~4 次/s 为准；③用辅音加元音的方式建立音节，如"ba、ba、ba…"；④患者有了稳定的自主发音基础和基本词汇，便可尝试说复杂的词，原则上是先学会发词的每个音、音节后会发词音，循序渐进，可以取得较好疗效。

二、口失用

1. 口失用的定义 口失用是指在非言语状态下，与言语产生活动有关的肌肉自发活动仍存在，但是舌、唇、喉、咽、颊肌执行自主运动困难，即患者能为了维持生命进行反射性呼气、吸气，但他们却不能按照指令自主呼气、吸气或模仿声音。在临床上，部分失语症患者有言语失用并不存在口失用，但若患者有口失用多伴随言语失用。

2. 口失用的评定

口失用的评定见表3-23。

表3-23 口失用评定

口失用评定	
1. 鼓腮 正常（　） 摸索（　）	4. 缩拢嘴唇 正常（　） 摸索（　）
2. 吹气 正常（　） 摸索（　）	5. 摆舌 正常（　） 摸索（　）
3. 咂唇 正常（　） 摸索（　）	6. 吹口哨 正常（　） 摸索（　）

3. 口失用的治疗　口失用的治疗主要由舌活动、喉活动及言语活动构成。其中，舌运动以舌操为主，即患者进行舌的前伸、后缩、左右摆动、卷舌、弹舌等运动训练，若患者无法自主完成，可在治疗师帮助下进行；喉运动主要以患者模仿发音为主，治疗师与患者同时面对镜子，治疗师发音，患者模仿，反复进行；言语活动课采用自发性言语促进法：让患者唱熟悉的歌曲或戏曲如《洪湖水浪打浪》《梁祝》等均可促进自互助言语。

三、运动性构音障碍

见第四章构音障碍。

四、言语错乱

言语错乱是由于脑损伤后因定向和记忆、思维混乱而引起的言语障碍。主要表现为对时间、地点、人物的定向能力紊乱，不能正确理解和认识环境，记忆和思维亦存在障碍，但听理解、找词、复述语法基本正确。在交谈过程中常有离题和虚谈的倾向。多由于双侧颅脑损伤导致患者存在认知障碍。主要通过患者近期有无脑外伤、特别是双脑脑外伤；失定向；言语流利但错乱；语法无异常；患者缺乏自知力，不合作，缺乏对疾病的认识等方面评定。

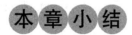

本 章 小 结

本章主要对失语症的定义、言语学症状、各类失语症临床表现及相应的康复评定、康复治疗方法进行详细讲解。重点对汉语标准失语症检查法及失语症治疗进行了详细的阐述。同学们通过本章的学习，要尽量掌握失语症的评定及康复治疗，使更多的患者通过我们的治疗而受益。

扫码"练一练"

习 题

一、选择题（以下每一道题下面有 **A**、**B**、**C**、**D**、**E** 五个备选答案，请从中选择一个最佳答案）

1. 引起失语症的病因不包括

A. 病原性因素   B. 外伤

C. 心理因素   D. 中毒性因素

E. 精神因素

2. 运动性失语的主要表现是

A. 口语表达障碍重于理解障碍   B. 理解障碍重于口语表达障碍

C. 口语表达障碍和理解障碍同样严重   D. 患者无明显口语表达障碍

E. 复述能力好

3. 失语症治疗的黄金时间是

A. 发病急性期   B. 发病后 1～2 个月

C. 发病后 3～6 个月   D. 发病后半年

E. 发病后一年

4. 问患者"你叫什么名字？"，"你多大了？"，都回答为"啊、啊、啊"，这种现象被称为

A. 持续语言   B. 刻板语言   C. 说话费力   D. 错语

E. 模仿语言

5. 患者在书写过程中表现为书写的文字笔画正确、但方向相反，与镜中文字相同属于

A. 书写不能   B. 构字障碍   C. 惰性书写   D. 镜像书写

E. 视空间性书写障碍

6. Schuell 刺激法的实质是

A. 视觉刺激   B. 刺激 - 反应 - 强化

C. 听觉刺激   D. 强化 - 反应 - 强化

E. 触觉刺激

7. 听理解训练的核心是

A. 刺激法   B. 视觉法   C. 引导法   D. 强化法

E. 听力训练

8. 下列不属于失语症鉴别要点的是

A. 复述   B. 言语的流畅性

C. 阅读   D. 听理解

E. 以上均不是

9. 下列预后较好的患者是

A. 并发症多者   B. 表达障碍为主者

C. 理解障碍为主者   D. 年龄较大者

E. 认知能力差

10. 以下失语症中复述相对较好的是

A. 感觉性失语　　　B. 传导性失语　　　C. 运动性失语　　　D. 经皮质失语

E. 完全性失语

11. 言语失用的治疗原则是

A. 辅助发音　　　B. 纠正错误发音　　　C. 纠正异常发音　　　D. 拖长音说话

E. 发爆破音

12. 失语症是哪一种言语障碍

A. 原发性　　　B. 获得性　　　C. 继发性　　　D. 突发性

E. 一过性

13. 判断失语症类型的依据不包括

A. 言语的流畅度　　　B. 听理解能力　　　C. 复述能力　　　D. 发音类型

E. 以上均是

14. 口失用的治疗不包括

A. 舌活动　　　B. 喉活动　　　C. 言语活动　　　D. 吞咽活动

E. 认知训练

15. 下列对言语失用特征表述错误的是

A. 随着发音器官运动调节复杂性增加，发音错误增加

B. 辅音在词的开头比其他位置发音错误少

C. 重复朗读相同的文字时，发音错误倾向于一致性

D. 模仿言语比随意言语出现的发音错误更多

E. 发音错误随着词句难度的增加而增加

16. 失语症临床表现不包括

A. 听理解障碍　　　B. 阅读障碍　　　C. 行为障碍　　　D. 书写障碍

E. 口语表达障碍

17. 患者表现为说话量少，说话费力，信息量大提示其为

A. 命名性失语　　　B. 非流畅性失语　　　C. 流畅性失语　　　D. 纯词聋

E. 纯词哑

18. 患者表现为无法说出物品名称，但可以通过侧面描述表达内容，提示其存在

A. 找词困难　　　B. 迂回现象　　　C. 纯词聋　　　D. 持续语言

E. 听理解障碍

19. 让患者从背景音中辨别出目标词音属于

A. 语音辨识障碍训练　　　　　　　　B. 语义理解障碍训练

C. 听觉记忆广度训练　　　　　　　　D. 口语表达训练

E. 书写训练

二、思考题

运动性失语的主要临床表现有哪些？

（包　静　张立男）

扫码"看一看"

第四章

构音障碍

扫码"学一学"

学习目标 ∙∙∙∙∙───

1. **掌握** 构音障碍的基本概念、分类及各类构音障碍的评定与治疗。
2. **熟悉** 各类构音障碍的病因及语言表现。
3. **了解** 构音障碍评定法的发展历程；神经解剖和生理；脑瘫儿童构音障碍治疗方法。
4. **学会**构音障碍的评定方法及治疗技术。
5. 具有尊重和保护病人隐私的专业素养，培养对患者的同理心。

第一节 概 述

一、构音障碍的定义

构音障碍（articulation disorder）是指在言语活动中，由于构音器官的运动或形态结构的异常，环境或心理因素等原因所导致的语音不准确的现象。言语的产生是通过发声系统、呼吸系统以及构音系统的协调运动来实现的。构音系统是由口腔、鼻腔和咽腔及其附属器官所组成，其中最主要的构音器官是唇、舌、下颌、软腭。它们各自的灵活运动以及协调运动是产生清晰、有意义言语的必要条件。只有当各个构音器官的运动在时间上同步、在位置上精确，这样才能保证能够形成准确的构音。构音障碍是影响言语清晰度的最主要原因。解决患者的构音障碍问题，需要解决构音器官的异常运动和协调运动障碍的问题。首先应对构音的语音功能进行评估，评估内容包括构音器官的结构和运动功能的评估以及构音能力的评估两个部分。然后根据评估的结果进行构音障碍矫正治疗，最终以构音器官的生理运动功能的恢复和建立舒适、清楚、清晰、流利的语音为目标。

二、构音障碍的分类

根据病因可将构音障碍分为三种类型，分别是运动性构音障碍、器质性构音障碍和功能性构音障碍。

（一）运动性构音障碍

运动性构音障碍是指由于参与构音的所有器官（肺、声带、软腭、舌、下颌、口唇等）的肌肉系统或神经系统的疾患所致的肌肉麻痹、收缩力减弱、运动不协调等引起的言语障碍。

（二）器质性构音障碍

器质性构音障碍是指由于构音器官先天或后天原因造成的形态、结构异常导致功能异常，从而出现的构音障碍。临床上最常见的是先天性唇腭裂所致的构音障碍，其次是舌系带的短缩。

（三）功能性构音障碍

功能性构音障碍是指发音错误呈固定状态，但找不到明显原因的构音障碍。患者构音器官无形态、结构和运动功能的异常，听力在正常水平，语言发育已经达到 4 岁以上水平，构音错误已固定化。临床常多见于儿童，特别是学龄前儿童。大多数患儿可以通过构音训练完全治愈。

三、构音器官的解剖与生理

构音器官是由下颌、唇、舌、软腭、悬雍垂、口腔、鼻腔以及咽腔等器官组成，其中下颌、舌、唇、软腭等器官的运动功能是影响构音的最主要因素。下颌运动对构音的作用非常重要，它直接影响唇和舌的运动以及舌和上腭的关系。下颌运动受限或运动过度将严重影响构音。舌是最重要的构音器官，舌后位之间的运动转换会直接影响元音的构音。唇的圆唇和展唇运动会影响双唇音、唇齿音的准确性。软腭的运动会直接决定鼻音和非鼻音构音的准确性。如果下颌、唇、舌的运动功能异常，不能形成清晰的构音，会出现替代、歪曲、遗漏等现象。因此，在对构音功能进行评估和矫治之前，简单了解构音器官的解剖与生理是非常必要的。

（一）下颌

下颌（或称下颌骨），位于面下部，呈弓形，围成口腔的前壁和侧壁，是面部唯一能活动的骨骼，它主要由下颌骨体和两个下颌支所组成，并在颞骨两侧通过颞颌关节与颅骨相连结，参与构音运动。下颌体用于容纳下排牙齿，并且作为舌部肌群的附着点，而两个下颌支则是两组下颌肌群的附着点。

下颌和舌部的运动可以对口腔入口处的大小和声道前部的大小进行调整，在言语产生的过程中担任重要的角色。因此，在言语产生过程中，下颌的运动非常重要，下颌开合的程度直接影响言语的响度和清晰度。在发低元音时，下颌骨的位置一般比较低；发高元音时，下颌骨的位置比较高。在成熟的言语过程中，下颌骨的运动幅度很小，舌部和唇部的运动幅度和速度很大且快。所以，构音训练必须包括下颌运动的训练。

许多患者表现出下颌肌群过度紧张，当说话或吞咽时，这类紧张将导致头痛。更为普遍的是，患者讲述这种疼痛主要位于咬肌和颞肌所在的部位。缓解这类紧张最好的方法，就是对这些肌肉进行紧张和松弛的交替训练。

（二）唇部

嘴唇是口腔进出的通道。嘴唇的生理功能是作为口腔的瓣膜，防止食物和唾液溢出，并且参与面部表情的形成和构音运动。唇部最重要的肌肉是口轮匝肌。它是一块环形肌，环绕在口腔入口的周围。在收缩期间，它可以使分开的嘴唇关闭，并且使唇部皱缩。拮抗这种闭合运动的有四组唇外肌，分别是：唇横肌将唇角向两外侧牵拉，将唇部抵在牙背上；唇角肌将上唇向上提，将下唇向外下方牵拉；唇直肌使嘴角收缩；最后，平行肌将嘴角向两侧牵拉。这些肌肉的功能是使唇部产生运动并且改变唇部的形状和大小。从发音的角度来说，我们可以讨论两种唇部运动：圆唇和非圆唇。当唇为圆形时，声道共鸣腔的频率下降，第二共振峰和第三共振峰则同时下降。这点对于感知圆唇与非圆唇元音的区别是一个重要的线索。当唇部为非圆形时，第二共振峰与第三共振峰的频率很高。很多人唇部灵活度欠佳，因此训练唇部的灵活性是构音训练中尤为重要的部分。

（三）舌部

舌是最重要的构音器官，它由大量骨骼肌构成，舌能够向口腔的任意方向做运动以及以较快的速度向四周转动，并且能够最大可能地改变形状和大小。它主要的生理功能是协助咀嚼和吞咽，味觉器官也位于舌体表面。舌部肌群有丰富的神经支配网，加上将八块肌肉紧密交织的肌纤维，使得舌部运动复杂而又迅速，是言语产生的必要条件。维持舌部一般形状的结构是真皮层，它由纤维结缔组织和贯穿所有的舌部肌群的弹性组织（纤维中膈组织和舌黏膜的深层联结组织）所组成。舌前中部覆盖了一层薄薄的黏膜，与舌部的肌肉紧密相连；而舌的后方即咽面，覆盖一层厚厚的且可以自由移动的黏膜。舌尖通过舌系带与口底部相连结，这个连接限制了舌尖运动的灵活性，取而代之的是整个舌体向前运动。

舌部肌群可分为成对的舌内肌群和舌外肌群。舌内肌群改变舌部的形状大小，舌外肌群通过移动舌部改变舌部与声道或颅骨的相对位置。舌部肌群对言语的产生起着重要的作用。舌内肌群位于相互垂直的三个水平面上，在空间上能进行三维运动。舌上纵肌收缩时将舌尖向上抬起，舌下纵肌收缩时则将舌尖拉向下方，这两组肌群协同收缩可使舌体缩短；舌横肌收缩时使舌体两侧收缩，从而将舌体拉长；舌直肌收缩时，舌体则变薄。

与元音构音有关的最重要的舌部运动，是舌在前后两个位置间的转换运动。颏舌肌的收缩使舌部向前运动，茎突舌肌的收缩使舌部向后并向上拉向软腭。腭舌肌的收缩，使舌背抬高，成为拱沟状（如果没有得到其他肌群的支持，软腭也将随腭舌肌的收缩而下降）。因此，这些肌群对维持舌的前后交替运动有十分重要的作用，同时也为前后元音的构成奠定了生理基础。

然而，在构音过程中使用的不同的舌部构型是由多组肌群协调进行着的高级的、同步的、复杂的收缩运动，其中一到两块肌肉为主要收缩肌，其他的肌肉为辅助收缩肌，合作程度较小。这样，使舌部的形状得到调整的同时结构和位置也趋于稳定。如果这些成对的肌群中左侧部分比右侧部分收缩更加有力，舌部便向左运动，反之则向右运动。

舌部的构音运动必须迅速而又准确，否则言语将变得含混模糊。通过在不同的元音和辅音之间进行稳定地转换，可进行持续的训练。用舌尖和舌面洗涮牙齿的外表面，可进行增进和改善舌部灵活性的一般训练。

（四）软腭

腭部将鼻腔与口腔分隔开。在言语产生的过程中，唯一较为显著的运动是相对简单的软腭运动。软腭位于咽腔和鼻腔之间，有点像一个瓣膜组织。因此，鼻腔和咽腔之间的声学耦合得到调整。软腭包括五块肌肉，它们的作用分别为上抬、下降、缩短和紧张悬雍垂。在元音产生的过程中，悬雍垂上抬，使鼻腔的入口关闭，这样元音听起来就不带鼻音。腭帆提肌起于颞骨，止于软腭，它的作用是使软腭上提。悬雍垂肌纵向贯穿软腭，提起悬雍垂，并缩短悬雍垂的末端。当咽腔和鼻腔之间的通道加宽时，悬雍垂肌较为活跃。在唱歌以及发鼻元音时，悬雍重肌表现为一块重要的构音组织。腭帆张肌起自于颅骨的底部，止于软腭，收缩期间其张力增加。它的另一项重要功能是向中耳开放听觉管道（咽鼓管），目的是使中耳内气压与外界大气压相平衡。腭舌肌起自舌体两侧前腭弓，上达软腭，并在软腭处汇合。尽管腭舌肌早期被视作为舌外肌，但其对于软腭的运动也起到很重要的作用。

腭咽肌起自软腭，自两侧穿过后腭弓，止于咽腔的黏膜组织。这两块肌肉的主要功能是降低和放松悬雍垂。

在构音期间，当舌部和咽壁产生构音运动时，悬雍垂的开放度将作为构音的附带效应发生改变。如果腭咽肌与提升的腭帆肌同时紧张收缩时，咽腔的黏膜甚至甲状软骨都将被提起，这些都将影响构音。因此，如果不出现张力代偿性错误这类的继发性问题，上述两组肌肉的完全放松是非常重要的。在此类病例中，进行这些肌群放松的康复训练很有必要。这些训练可以是塞音加闭元音（软腭上抬）与鼻音（软腭下降）交替发出。在进行这些训练时，患者须尽可能地产生鼻腔共振。

（五）咽腔

咽腔通常不被视作构音器官，但它在一定程度上有助于言语的构建。咽腔被分为喉咽、口咽和鼻咽三部分。喉咽自舌骨向下延伸，鼻咽从悬雍垂平面向上延伸，剩余的中间部分称作口咽。元音取决于咽腔的共鸣情况。低位的共鸣对声带上方附近横截面积的变化非常敏感。如果该区域较小，则第一共振峰频率较高；如果该区域较大，则第一共振峰频率较低。因此，声门上方附近横截面积的形状和大小是造成开元音和闭元音差别的主要因素。

咽腔的横截面积因咽缩肌的收缩而减小。如果咽下缩肌收缩，喉咽部的横截面积将减小，这种情况多见于发开元音时。发食管音时咽下缩肌底部也会进行上下运动。所以这块肌肉的放松对发音重建较为关键，这样舌骨的运动将不会改变咽腔的大小和体积。咽上缩肌在言语过程中也较为活跃，鼻通道关闭时，它与软腭起协同工作。由于发音不同，鼻咽和口咽之间的鼻通道形状各异，一般经历三种变化：从发鼻音时的完全开放，到发开元音时的半开放位，再到发闭元音和辅音时的关闭状态。

声道的长度和大小会根据肌肉的运动来调节。当胸骨舌骨肌收缩时，声道加长，喉腔的位置下降。通过二腹肌后腹、茎突舌骨肌和下颌舌骨肌的收缩，可使舌骨向上牵拉，声道变长。当舌骨受到胸骨舌骨肌、甲状舌骨肌和肩胛舌骨肌的牵拉向下运动，或当喉腔由于受到腭咽肌和茎突咽肌的牵拉向上提起时，声道的长度由此变短。

第二节 运动性构音障碍

扫码"学一学"

 案例讨论

【案例】

患者王某，男，68岁，于22天前突发左侧肢体无力伴言语不清就诊于当地医院，临床治疗后左侧肢体无力有所好转。3天前患者无明显诱因再次左侧肢体无力，且加重到完全不能活动。偶有饮水呛咳，否认吞咽困难。为进一步诊治以"脑梗死"收入院。

辅助检查：头颅MRI显示脑内多发梗塞灶。

言语情况：患者最长呼气时间3秒，呼吸约16次/分，快吸气，慢呼气完成可。MPT约5秒，粗糙音，言语清晰度欠佳。面部对称，口式呼吸，噘嘴完成可，咂唇力量减弱，龇牙完成可，唇力度正常。鼓腮、吹气均有鼻漏气，舌外伸灵活度可，左右、上下摆舌幅度不充分，咽反射减弱。

【讨论】
　　1. 请做出诊断。还需做哪些功能评定？
　　2. 请为该患者制定治疗方案。

一、运动性构音障碍的定义

运动性构音障碍（dysarthria）是由于头部额下回后部受到损害导致的，带有神经病变、与言语有关的肌肉麻痹、收缩力减弱或运动不协调所致的言语障碍。此定义强调呼吸运动、共鸣、发音和韵律等方面的变化。从大脑到肌肉本身的病变都可以引起运动性构音障碍。常见病因为脑血管意外、脑肿瘤、脑瘫、运动神经元病、重症肌无力、多发性硬化等，属于脑血管疾病的一种临床表现。运动性构音障碍可以单独发生，也可以与失语症等其他语言障碍同时存在。

二、运动性构音障碍的分类

根据神经解剖和言语声学特点将运动性构音障碍分为以下三大类。

（一）迟缓型构音障碍（周围性构音障碍）

1. 损伤部位与病因见于下运动神经元损伤或真性延髓性麻痹，如进行性肌营养不良、肌肉本身障碍、延髓麻痹、脑神经麻痹、颅神经麻痹及球神经麻痹等。

2. 言语特征为可闻及气体自鼻孔逸出声和吸气声，鼻腔漏气致呼气发音时出现语句短而急促、不适宜的停顿、低音调、音量减弱及字音不清等。

3. 伴随症状主要有肌肉运动障碍、肌力低下、肌张力及腱反射降低和肌萎缩等。

（二）痉挛型构音障碍（中枢性运动障碍）

1. 常见部位有假性延髓性麻痹，双侧上运动神经元损伤，如脑血管病、脑瘫、脑外伤、脑肿瘤。

2. 言语特征为说话缓慢费力，并伴有说话短和面部表情改变，发音不准，鼻音较重，缺乏音量控制。

3. 伴随症状主要出现异常模式的自主运动，肌张力增加，反射亢进或活跃，肌萎缩不明显和病理征阳性等。

（三）运动失调型构音障碍（小脑系统障碍）

1. 常见部位于小脑或脑干内传导束病变，如肿瘤、多发性硬化、酒精中毒，外伤所致等。

2. 言语特征为发音不清、含糊、不规则，重音过度或均等，语音、语调异常，暴发性言语，声调高低不一，间隔停顿不当（吟诗状或分节性言语）。

3. 伴随症状主要有运动震颤、不协调、运动速度减慢及肌张力低下等。

考点提示 ▶ 运动性构音障碍的分类。

三、运动性构音障碍的评定

运动性构音障碍的评定已经有较长的历史，评定方法数不胜数，目前国内外在临床使用上均未统一。在一些发达国家除采用一些构音障碍评价表评定外，还采用了复杂的仪器设备对构音器官和构音功能进行检查，如频谱分析、肌电图、光纤维咽喉内镜、气体动力学检查等，从而更加精确的揭示构音器官的病理和功能状态。

目前国内最为常用的构音障碍评定法是中国康复研究中心汉语构音障碍评定法和河北省人民医院康复中心根据 Frenchay 构音障碍评价法改编的汉语版弗朗蔡构音障碍评价法。①中国康复研究中心汉语构音障碍评定法是依据日本构音障碍检查法和其他发达国家构音障碍评定方法的理论，按照汉语普通话语音的发音特点和我国的文化特点编制而成。于 1992 年开始应用于临床。此评定法包括构音器官检查和构音检查两大项目。通过此方法的评定不仅可以检查出患者是否患有运动性构音障碍及运动性构音障碍的程度，也可用于器质性构音障碍和功能性构音障碍的评定，并且对治疗计划的制定有明显指导作用。②汉语版弗朗蔡构音障碍评价法包括构音器官反射、运动及语言清晰度等共 8 个大项目，27 个分测验，每个分测验按损伤严重程度分为 a、b、c、d、e 级，a 级为正常，e 级为严重损伤。特点是能动态且定量观察治疗前后的变化、诊断分型和疗效评定。该评定法主要应用于运动性构音障碍。

 知识链接

Frenchay 构音障碍评价法

Frenchay 构音障碍评价法分为八个部分，包括反射、呼吸、舌、唇、颌、软腭、喉、言语。每一细项按损伤严重程度分为 a 至 e 级，a 级为正常，e 级为严重损伤。

本节重点介绍中国康复研究中心汉语构音障碍评定法。

（一）评定的目的和内容

1. 构音障碍的有无、程度和种类判定。

2. 原发疾病及损伤部位的推测。

（二）构音器官的评定

1. 目的是通过构音器官的形态和粗大运动的检查来确定构音器官是否存在器官异常和运动障碍。该评定经常需要结合临床医学、实验室检查、言语功能评定才能做出诊断。另外，现病史、既往史、听觉等的检查有利于临床的诊断。

2. 范围主要包括肺、喉、面部、口部肌肉、硬腭、腭咽机制、下颌、反射。

3. 需要的用具有压舌板、笔式手电筒、长棉棒、指套、秒表、叩诊锤、鼻息镜等。

4. 评定方法为在观察安静状态下构音器官的同时，通过指示和模仿，使其做粗大运动并对以下方面做出正确的评定：

（1）部位：构音器官的哪个部位存在运动障碍。

（2）形态：评价每个构音器官的形态是否符合正常。

（3）程度：判断异常的程度。

（4）性质：判断异常是中枢性、周围性、失调性。

（5）运动速度：确认是单纯运动，还是反复运动，是否速度低下或节律低下。

（6）运动范围：确认运动范围是否受限，协调能力是否低下。

（7）运动的力量：确定肌力是否低下。

（8）运动的精确性、圆滑性：确定协调运动和连续运动是否异常。

5. 检查要求及记录　在做每项检查之前应该和患者沟通，做好解释工作，使患者利于合作。按照构音器官检查记录表（表4-1）及构音器官检查方法（表4-2）的要求予以记录。

表4-1　构音器官检查记录表

Ⅰ. 呼吸

1. 呼吸类型：胸腹____；胸____；腹____

2. 呼吸次数：____次/分

3. 最长呼吸时间：____秒

4. 快呼吸：能____；不能____

Ⅱ. 喉

1. 最长发音时间：____秒

2. 音质、音调、音量

a. 音质异常____
嘶哑____
震颤____

b. 正常音调____
异常高调____
异常低调____

c. 正常音量____
异常音量____
异常过低____

d. 总体程度　0 1 2 3
气息声　　0 1 2 3
费力声　　0 1 2 3
无力声　　0 1 2 3
粗糙声　　0 1 2 3

e. 吸气时发声

3. 音调、音量匹配

a. 正常音调____
单一音调____

b. 正常音量____
单一音量____

Ⅲ. 面部

a. 对称____；不对称____

b. 麻痹（R/L）____

c. 痉挛（R/L）____

d. 眼睑下垂（R/L）____

e. 口角下垂（R/L）____

f. 流涎____

g. 怪相____；扭曲____；抽搐____

h. 面具脸____

i. 口式呼吸____

Ⅳ. 口部肌肉

1. 噘嘴

a. 缩拢范围正常____
缩拢范围异常____

2. 咂唇

a. 力量正常____
力量减低____

b. 对称缩拢____
不对称缩拢____

b. 口角对称____
口角不对称____

3. 示齿

a. 范围正常____
范围缩小____

4. 唇力度

a. 正常____
减弱____

Ⅴ. 硬腭

a. 腭弓正常____
高窄腭弓____

b. 新生物____

c. 黏膜下腭裂____

Ⅵ. 腭咽机制

1. 大体观察

a. 正常软腭高度____
软腭下垂（R/L）____

2. 软腭运动

a. 中线对称____

b. 正常范围____
范围受限____

b. 分叉悬雍垂（R/L）____

c. 正常扁桃体____
肥大扁桃体____

c. 鼻漏气____

d. 节律性波动____
或痉挛____

d. 高鼻腔共鸣____
低鼻腔共鸣____
鼻喷气声____

续表

3. 鼓腮		4. 吹
a. 鼻漏气____		a. 鼻漏气____
口漏气____		口漏气____

Ⅶ. 舌

1. 外伸	2. 灵活度	3. 舔唇左右侧
a. 正常外伸____	a. 正常速度____	a. 充分____
偏移（R/L）	速度减慢____	不充分____
b. 长度正常____	b. 正常范围____	
外伸减少____	范围减少____	
c. 灵活____		
笨拙____		
扭曲____		

Ⅷ. 下颌

1. 颌张开闭合

a. 正常下拉____	b. 正常上抬____
异常下拉____	异常上抬____
c. 不平稳扭曲____	d. 下颌关节杂音____
或张力障碍性运动____	膨出运动____

2. 咀嚼范围

a. 正常范围____
　减少____

Ⅸ. 反射

1. 角膜反射____	2. 下颌反射____	3. 眼轮匝肌反射____
4. 呕吐反射____	5. 缩舌反射____	6. 口轮匝肌反射____

表4-2　构音器官检查方法

Ⅰ. 呼吸（肺）

用具	说明	方法及观察要点
无	1. "坐正，两眼往前看"	患者的衣服不要过厚，较易观察呼吸类型，观察是胸式、腹式、胸腹式。如出现笨拙、费力、肩上抬，应描述
无	2. "请你平静呼吸"	检查者坐在患者后面，双手放在胸和上腹两侧感觉呼吸次数，正常人16～20次/分
无	3. "请你深吸气后，以最慢的速度呼气"	检查者用放在胸腹的手，感觉患者是否可慢呼气及最长呼气时间，同时注意看表记录时间，呼气时发 [f]、[s]
无	4. "请用最快的速度吸一口气"	检查后仍用双手放在胸部感觉

Ⅱ. 喉功能

用具	说明	方法及观察要点
无	1.2. "深吸一口气然后发'啊'，尽量平稳发出，尽量长"	1. 不要暗示出专门的音调音量，按评定表上的项目评定，同时记录时间，注意软腭上提、中线位置 2. a. 正常或嘶哑，气息声、急促、费力声、粗糙声及震颤 　b. 正常或异常音调，低调 　c. 正常或异常音量 　d. 吸气时发声
无	3. "请合上我唱的每一个音"	3. 随着不同强度变化发出高音和低音，评定患者是否可以合上，按表上所列项目标记

III. 面部

用具	说明	方法及观察要点
无	"请看着我"	这里指的是整个脸的外观，脸的绝对对称很可能不存在，不同的神经肌肉损伤，可具有不同的面部特征 a. 正常或不对称；b. 单侧或双侧麻痹；c. 单侧或双侧痉挛；d. 单侧或双侧眼睑下垂；e. 单侧或双侧口角下垂；f. 流涎；j. 扭曲、抽搐、鬼脸；h. 面具脸；i. 口式呼吸

IV. 口部肌肉检查

用具	说明	方法及现察要点
无	1."看着我，像我这样做"（示范缩拢嘴唇的动作）	评定嘴唇：a. 正常或范围缩小　b. 正常或不对称
无	2."闭紧嘴唇，像我这样"（示范 5 次）	评定嘴唇：正常或接触力量降低（上下唇之间）
无	3."像我这样龇牙"（示范 2 次）	观察：a. 正常或范围缩小 b. 口角对称或偏移
带绒线的纽扣	4."请张开口，把这个纽扣含在与齿之间，闭紧嘴唇，看我是否容易把它拉出来"	把纽扣放在唇与齿之间，患者用嘴唇含紧纽扣后，拉紧线绳，逐渐增加力量，直到纽扣被拉出或显出满意的阻力 a. 正常唇力；b. 减弱

V. 硬腭

用具	说明	方法及观察要点
指套、手电筒	"头后仰，张口"	把指套戴在一只手的示指上，用另一只手打开手电筒照在硬腭上，从前到后、侧面及四周进行评定，示指沿中线轻摸硬腭，先由前到后，再由左到右 观察： a. 正常腭弓或高窄腭弓 b. 异常生长物 c. 皱褶是否正常 d. 黏膜下腭裂

VI. 腭咽机制

用具	说明	方法及观察要点
指套、手电筒	1."张开口"	手电筒照在软腭上，在静态下评定软腭的外观及对称性 观察要点： a. 正常软腭高度或异常软腭下垂 b. 分叉悬雍垂 c. 正常大小，扁桃体肥大或无扁桃体 d. 节律性波动或痉挛
手电筒和小镜子或鼻息镜	2."再张开你的嘴，尽量平稳和尽量长地发'啊'（示范至少 10 秒），准备，开始"	手电筒照在软腭上，评定肌肉的活动，并把镜子或鼻息镜放在鼻孔下 观察要点： a. 正常中线无偏移或单侧偏移 b. 正常或运动受限 c. 鼻漏气 d. 高鼻腔共鸣，低鼻腔共鸣，鼻喷气声
鼻息镜	3."鼓起腮，当我压迫时不让气从口或鼻子漏出"	把拇指放在一侧面颊上，中指放在另一侧面颊，然后两侧同时轻轻施压力，把鼻息镜放在鼻孔下 观察要点： 鼻漏气或口漏气
气球和小镜子	4."努力去吹这个气球"	当患者企图吹气球时，把镜子放在鼻孔下 观察要点： 鼻漏气或口漏气

Ⅶ. 舌

用具	说明	方法及观察要点
无	1."请伸出你的舌头"	评定舌外伸活动： a. 正常外伸或偏移 b. 正常或外伸缩短，如有舌肌萎缩、肿物或其他异常要做记录
无	2."伸出舌，尽量快地从一侧向另一侧摆动（示范至少3秒），开始"	评定速度、运动状态和范围： a. 正常或速度减慢 b. 正常或范围受限 c. 灵活、笨拙、扭曲或张力障碍性运动
无	3."伸出舌，舔嘴唇外侧及上下唇"（示范至少3次）	观察要点： 活动充分、困难或受限

Ⅷ. 下颌（咀嚼肌）

用具	说明	方法及观察要点
无	"面对着我，慢慢地尽量大地张开嘴，然后像这样，慢慢地闭上（示范3次），准备，开始"	把一只手的示指、中指和无名指放在颞颌关节（TMJ），评定下颌是否沿中线运动或有无异常的下颌运动 观察要点： a. 正常或异常的下颌下拉 b. 正常或偏移的下颌上抬以及不自主的张力障碍性运动，TMJ 弹响或异常突起

Ⅸ. 反射

用具	说明	方法及观察要点
细棉絮	1.患者睁眼，被检侧眼球向内上方注视	用细棉絮从旁边轻触角膜，引起眼睑急速闭合，刺激后闭合为直接角膜反射，同时对侧眼睑闭合为间接反射 a. 被检侧消失，直接反射（＋） 对侧消失，间接反射（＋） 反射类型：一侧三叉神经疾患 b. 患侧直接反射（＋） 间接反射（－） 反射类型：一侧面神经麻痹
叩诊锤	2."下颌放松，面向前方"	将左手拇指放在下颌齿裂上，右手持叩诊锤轻叩拇指，观察其反射有无及强弱程度，轻度咬肌收缩或明显收缩为阳性，无咬肌收缩为阴性
叩诊锤	3."双眼睁开向前看"	用叩诊锤轻叩眼眶，两眼轻闭或紧闭为阳性，无闭眼为阴性，左右有差异要记录
长棉签	4."仰起头，大张开口"	用长棉签轻触咽弓周围，有呕吐反应为阳性，无呕吐反应为阴性
纱布块	5.请伸出舌头"	用纱布握住舌体突然向前拉舌，突然后缩为阳性，无后缩为阴性
叩诊锤	6."口部放松"	轻叩唇周，向同侧收缩为阳性，不收缩为阴性，注明左（L）、右（R）

（三）构音检查

构音检查是以普通话为标准，结合构音类似运动对患者各个方面的言语水平及其异常的运动障碍进行系统评定以发现异常构音。构音检查不仅对训练具有较好的指导意义，并且对训练后的患者在评定、修改、制定治疗方案方面均有价值。

1. 房间及设施的要求

（1）室内应保持安静，没有能使患者注意力分散从而影响训练的物品。

（2）光线适宜，通风良好，放置两把无扶手椅子及一张训练台。

（3）椅子高度应以检查者和患者处于同一水平较为合适。

2. 检查用具 单词检查用卡 50 张、记录表、压舌板、卫生纸、消毒纱布、吸管、录音机、鼻息镜。上述检查物品应放在一清洁小手提箱内。

3. 检查范围及方法

（1）会话：可以通过询问患者的姓名、年龄、职业和发病情况等，观察患者是否可以发声，讲话音量、音调变化是否清晰，有无气息声、粗糙声、鼻音化、震荡等。一般五分钟即可，需要录音。

（2）单词检查：根据单词的意思制成 50 张图片，将图片按照记录表中词的顺序排好或在背面注上单词的号码，检查时可以节省时间。

表中所有的单词和文章等检查项目记录时均用国际音标。除应用国际音标记录外，无法记录的要尽量描述。检查时首先向患者出示图片，患者根据图片的意思命名，不能自述就采用复述引出。检查者边检查边将检查结果记录在构音障碍的记录表上。对于正确、置换、省略、歪曲等的标记符号和标记方法规定如下，见表 4-3。

表 4-3 构音障碍的记录方法

表达方式	判断类型	标记
自述引出，无构音错误	正确	〇（画在正确单词上）
自述，由其他音替代	置换	＿（画在错误音标之下）
自述，省略、漏掉音	省略	/（画在省略音标上）
自述，与目的音相似	歪曲	△（画在歪曲音标上）
说出的是哪个音	歪曲严重、难以判定、无法判断	×（画在无法分辨的音标下）
复述引出		（）（画在患者复述出的词上）

注：如有其他异常要加相应标记，四声错误要在单词上面或角上注明。

（3）音节复述检查：共计 140 个音节，均为常用或比较常用的音节，目的是在患者复述时，观察发音点并注意患者的异常构音运动、构音特点及规律。方法为检查者说出一个音节，患者复述，标记方法同单词检查，同时把患者异常的构音运动记入构音操作栏，确定发音机制，以利于制订训练计划。

（4）文章水平检查：指在限定连续的言语活动中，观察患者的音调、音量、韵律、呼吸运用。内容选用儿歌，患者有阅读能力的则自己朗读，不能读的由复述引出，记录方法同前。

（5）构音类型运动检查：依据普通话的特点，选用有代表性的 15 个音的构音类似运动如：[f]（f），[P]（b），[p']（p），[m]（m），[s]（s），[t]（d），[t]（t），[n]（n），[k]（g），[k"]（k），[x]（h）等。注：[f] 示国际音标，（f）示汉语拼音。方法是检查者示范，患者模仿，观察患者是否能做出，在结果栏的"能"与"不能"项标出。此检查可发现患者构音异常的运动基础，对指导训练有帮助。

（6）结果分析：将前面的单词、音节、文章、构音运动检查发现的异常分别记录，加以分析，并确定类型，共 9 个栏目，下面分别说明。

1）错音：是指在发什么音时出现的错误。

2）错音条件：是指在什么条件下发出错音，如词头以外或与某些音结合时。

3）错误方式：所发成的错音方式异常。

4）一贯性：包括发声方法和错误。

5）发声方法：发音错误为一贯性的用"＋"表示，非一贯性也就是有时正确的用"－"表示。举例：[ts]、[ts']发成[t']、[t]，如发声方式标记"＋"说明[ts]和[ts']发音错误是一贯性的，若标记为"－"说明患者将[ts]、[ts']有时发成[t]、[t']，有时发成其他音。

6）错法：错误方式与错音是一致的，用"＋"表示，各种各样用"－"表示。

7）被刺激性：以音节或音素形式进行提示，能纠正构音错误的为有刺激性，用"＋"表示；反之为无激性，用"－"表示。

8）构音类似运动：可以完成用"＋"表示，不能完成用"－"表示。

9）错误类型：经过前面的检查和分析，按照异常特点从当前26种类型构音障碍中选一项或几项相符类型，填入结果分析表的错误类型栏内。举例：将[k]发成[t]，[k']发成[t']，为齿龈化置换。将[s]发成[k]为软腭化置换。

（7）总结：把患者构音障碍的特点归纳分析，结合构音运动和训练观点进行总结。

四、运动性构音障碍治疗的具体方法

（一）口腔发音器官的训练

1. 舌　舌的肌肉训练由舌的刺激、舌的强化以及舌的运动三个部分组成。

（1）舌的刺激：舌的刺激主要通过对舌内肌肉施以反复、适当的机械刺激，帮助患者获得其自身对舌运动的感受。

向上使舌尖发痒：用压舌板拍打舌尖下方，重复数次。舌尖出现发痒的情况（图4-1）。

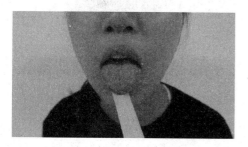 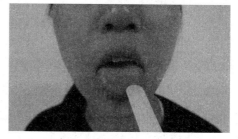

图4-1　向上使舌尖发痒　　　　　　图4-2　向前向后使舌尖发痒

从前向后使舌尖发痒：将压舌板置于舌尖上方，沿着舌面向后移动，直到舌的中部，重复数次。使舌尖产生一个向上的运动，并出现发痒（图4-2）。

从后向前使舌尖发痒：将压舌板置于离舌尖2cm的舌面上向舌尖方向移动，重复数次。尽可能将舌的面侧卷起，并且出现舌尖发痒（图4-3）。

使舌的两侧发痒：将压舌板置于舌一边的侧缘中部，缓慢地向舌尖移动，再换另一侧，重复数次。舌尖两侧出现发痒（图4-4）。

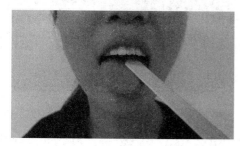 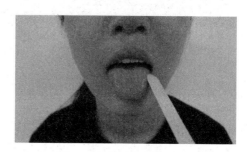

图4-3　从后向前使舌尖发痒　　　　图4-4　使舌的两侧发痒

拍打舌尖：用压舌板拍打舌尖、舌的两侧和舌面，并询问患者"拍打在哪里？""拍打了几次"反复数次（图4-5）。

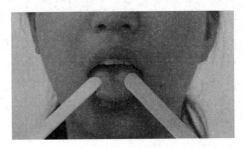

图4-5　拍打舌尖

（2）舌的强化：舌的强化是通过一系列运动训练强化舌内肌肉，增加患者对舌运动的感受性，使其舌内肌的敏感性趋于正常。

左右两半上抬：用压舌板将左边舌面下压，嘱患者上抬舌体，使右半边舌体稍向上抬起，坚持5秒钟，重复数次，再换右半边舌面（图4-6）。

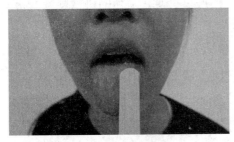

图4-6　左右两半上抬

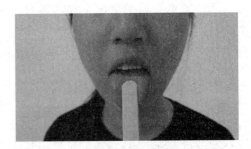

图4-7　舌体上抬

舌体上抬：用压舌板下压舌体，嘱患者将整个舌体向上抬，坚持5秒钟，重复数次（图4-7）。

舌体侧推：将压舌板放在舌右侧缘用力向左推，同时患者舌用力向右推压舌板，坚持5秒钟，重复数次，再换向左侧缘（图4-8）。

舌体下压：将压舌板放在舌体下方用力上抬，同时患者舌体用力下压，坚持5秒钟，重复数次（图4-9）。

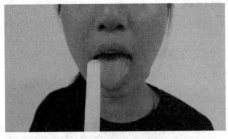

图4-8　舌体侧推

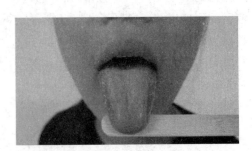

图4-9　舌体下压

舌尖上抬：用压舌板下压舌尖，同时嘱患者上抬舌尖，坚持5秒钟，重复数次（图4-10）。

舌尖侧推：将压舌板放在舌尖右侧向左用力推动，同时嘱患者舌尖用力向右推压舌板，使舌尖出现倾斜，每次坚持 5 秒钟，重复数次，再换另一侧（图 4-11）。

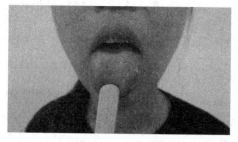

图 4-10　舌尖上抬

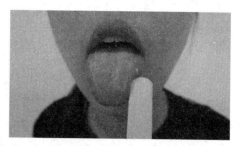

图 4-11　舌尖侧推

舌尖前推：将压舌板抵住舌尖用力向后推，同时嘱患者舌尖用力向前推压舌板，坚持 5 秒钟，重复数次（图 4-12）。

舌尖与脸颊相碰：将三只手指放于一侧脸颊，嘱患者用舌尖抵住脸颊的内表面。当手指按压脸颊时，感觉舌尖触碰到手指，重复数次。再换另一侧，重复此操作（图 4-13）。

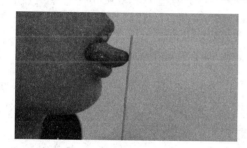

图 4-12　舌尖前推

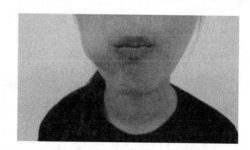

图 4-13　舌尖与脸颊相碰

（3）舌的运动：舌的运动是指通过一些较为复杂的运动，来抑制异常舌运动模式的出现，从而促进正常的舌运动模式和舌运动的多样性。

舌尖运动上卷：将舌尖卷至上齿龈的外表面，上唇向下用力，坚持 10 秒，放松后重复数次。

发音：将舌尖上抬抵住上齿龈内侧，发例如"兔，兔，兔，兔""肚，肚，肚，肚""怒，怒，怒，怒"等的声音，重复数次。

上下运动：在嘴巴张开的情况下，舌尖分别抵住上下齿龈，做上下的交替运动，重复数次。

打扫运动，舔硬腭：用舌尖上抬抵住硬腭从前向后进行舔扫，重复数次。想象正在用舌尖舔去硬腭部位的冰淇淋。

舌尖顶脸颊：将舌尖顶住右侧脸颊的内侧，然后从右侧滑至左侧，重复数次。

舌尖碰嘴角：用舌尖碰触左右侧嘴角，交替进行，重复数次。

舌尖洗牙水平面：将舌尖置于上排牙齿最里面的内侧牙面上，依次缓慢地扫过每颗牙齿，然后沿下排牙齿重复这一动作，重复数次。

舌尖洗牙外表面：将舌尖置于外侧牙面，围绕整口牙齿做连续的转圈动作，重复数次。

向后运动，发 k 音：将舌根抬向软腭，连着发 k 音，重复数次。

2. 唇　唇的肌肉训练由唇的强化和运动训练组成。

唇的强化和运动训练是为了增加患者对唇肌运动的感受性和正常唇肌的敏感性，以及增加正常的唇运动模式，提高唇肌运动的多样性。

（1）模仿微笑：做出微笑的表情，闭住双唇，嘴角上提，坚持 5 秒钟，放松，重复数次。

（2）感觉酸的表情：将嘴唇噘起，就像在吸柠檬汁，坚持 5 秒钟，重复数次。

（3）亲吻、微笑：将嘴唇从亲吻样转变为微笑样，来回重复 4 次。

（4）亲吻、皱眉：将嘴唇从亲吻样转变为苦笑（嘴角下拉）并皱眉，来回重复 4 次。

（5）夹住压舌板：用嘴唇将压舌板夹住，治疗师抽动压舌板，在不被抽动的情况下坚持 5 秒钟，重复数次。

（6）出声吻：嘴唇紧闭，用力发出一个接吻声，即"泊泊泊"的声音，重复数次。

（7）夹住吹哨管：用嘴唇夹紧一根吹哨管使其发出声响，重复数次。

3. 下颌 下颌的肌肉训练主要通过咀嚼运动来完成。

下颌咀嚼运动是通过咀嚼法来放松构音肌群的紧张并提高下颌的灵活性和协调性。咀嚼法被称作是"最为轻松自然"的方法。在做夸张咀嚼动作的同时进行发声运动，使声带的紧张度下降。这样，音调微有变化，声带接触更趋完善，音质随之好转，使声音听起来较为自然放松。

（1）模仿做大幅度的咀嚼运动：让患者对着镜子张大嘴，做大幅度地咀嚼，类似于咬住 4 到 5 块饼干（或咀嚼器）。若患者不愿意配合，嘱患者仔细观察言语治疗师的咀嚼动作，然后给其一块饼干再进行模仿。在患者咀嚼过程中，治疗师指出患者张嘴的程度以及下颌骨运动的错误所在，然后在教导下让其掌握咀嚼动作的要领。

（2）咀嚼的同时柔和发声：治疗前期，许多患者只能够运动下颌，舌部无法平伸，导致只能发单一的声音/yam—yam/。言语治疗师应指导患者运动舌部，使发声有所变化。训练时，嘱患者将手指轻放在甲状软骨上，自主发声时感受到其轻微的振动。

（3）在咀嚼的同时发些具体的单音/a，i，u/。

（4）在咀嚼的同时进行数数，从一数到十（要强调音调的变化）。

（5）阶段性的进行每日训练，约为 5 次/天，每次 10 分钟。经过几周的训练之后，逐渐减小咀嚼的幅度，恢复颌部的正常运动。

（6）让患者慢慢体会口腔的开闭、颌部的运动以及声带放松的感觉。必须指出的是，咀嚼法仅在治疗时使用，目的是通过夸张的咀嚼动作来进行构音器官的放松训练，同时使呼气和声带张力维持力的平衡，功能上协调一致。咀嚼法能够缓解患者构音肌群的紧张，从而在放松状态下发声并使咽部共振的效果增强，进而达到正确发声的目的。患者在进行夸张的咀嚼发音运动时，构音肌群随之放松，呼吸与声带振动维持在均衡状态，整个声道紧张度下降。咀嚼法避免了让患者执行一些空洞的指令，例如"放松喉部""发声松弛"等。因此，咀嚼法是一种很有效的言语矫治方法，它最大的优点是容易掌握，并且随时可以进行。

（二）构音异常的矫治

构音异常的矫治是在对构音器官结构、运动功能以及构音能力进行评估分析后，对异常原因制定相应的治疗方案并采取针对性治疗的过程。它包括口部运动异常的矫治和构音音位异常的矫治两大部分。

1. 口部运动异常的矫治 口部运动异常的矫治是通过自助或协助的促进技术对口部构

音器官的运动异常（过度或受限）进行有针对性治疗，从而阻断异常的运动模式，最终以提高构音器官的灵活性、稳定性和协调性为目的的治疗方法。主要强调口部各个构音器官的生理运动以及彼此之间的协调运动。

口部运动异常的矫治包括下颌运动异常的矫治、唇运动异常的矫治、舌运动异常的矫治和软腭运动异常的矫治。促进治疗是通过具体的促进技术来阻断构音器官异常的运动模式。运动训练通过训练下颌上下运动和唇的圆展运动以及舌的前后运动、高低运动等的不同音位或者音节的转换达到使其灵活性、稳定性和协调性更好的目的。在进行口部运动异常矫治之前，要根据构音器官结构和功能检查以及构音运动功能客观测量结果，判断患者口部构音器官存在的异常运动及异常程度，从而在口部运动异常矫治中选择相应的治疗方法。

（1）下颌运动训练：经主客观评估后，根据下颌运动出现的异常，选择针对性的方法对患者进行治疗。首先利用下颌促进技术，诱发出下颌的正常运动模式，包括下颌控制法、下颌抵抗法、咬住物体法、咀嚼法等。再利用下颌运动训练，通过不同舌位的音位或音节转换来提高下颌上下运动的灵活性、稳定性和协调性。例如，复韵母/ai/的发音过程，是从低元音/a/的音滑动到高元音/i/的转换过程，也是下颌肌群完成一个由下到上的开合运动的过程。

a－i－a－i－a－i－a－i－a－i－ai

a－e－a－e－a－e－a－e－a－e－ae

（2）舌运动训练：舌的前后运动主要是通过舌部肌群完成一个个由前到后的前后运动的过程，从而达到训练舌的前后运动灵活性的目的。例如，在直呼/iu/这个音的过程中，发/i/音节时，舌的位置靠前，而发/u/音节时，舌的位置靠上后，通过改变前、后韵母的舌位来实现。同理，如/ie/等。可以通过以下步骤进行：

i－u－i－u－i－ui－u－i－u－iu

i－e－i－e－i－e－i－e－i－e－ie

（3）唇运动训练：唇运动训练主要通过圆唇与非圆唇的前、后韵母的交替训练来进行，从而达到锻炼唇肌、增加其灵活性的目的。例如，发/i/音节时，嘴唇呈非圆唇状，而发/ü/音节时，嘴唇呈圆唇状。所以，连续交替地发/i/、/ü/两个音节，也就是在圆唇与非圆唇两个动作之间不断地转换。可以通过以下步骤进行：

i－i－ü－i－ü－iü

o－e－o－e－o－e－o－e

另外，也可以根据韵母音位运动和声母音位运动图选择具有圆唇、非圆唇位的词进行圆唇运动训练。

双元音圆唇运动过渡：母鸡、鹦鹉。

三元音圆唇运动过渡：五只猪、五月五。

多音节圆唇运动过渡：宝宝玩水、母鸡咕咕叫。

（4）软腭运动训练：软腭运动训练是通过交替发出塞音加闭元音与鼻音来训练软腭的升降运动，要求尽可能地产生最佳的鼻腔共振，及软腭不断地做上下运动，从而达到锻炼软腭的目的。例如，/bi/是由一个塞音/b/加闭元音/i/构成的，发/bi/音时，软腭上抬，同时发鼻音/m/。发/m/音时，软腭降低，通过连续交替地发/bi/、/m/两个音，达到训练的目的。可以按照以下步骤进行：

bi-m-bi-m-bi-m-bi-m

gu-n-gu-n-gu-n-gu-n

另外，也可以根据韵母音位运动图以及声母音位运动图选择具有软腭上抬（非鼻音）、降低（鼻音）的词进行软腭运动训练。

双元音软腭运动过渡：面包、泥地。

三音节软腭运动过渡：买白猫、拿皮帽。

多音节软腭运动过渡：妈妈不买大米、弟弟帮妈妈拿包。

2. 构音音位异常的矫治　构音音位异常的矫治是指矫正因构音器官运动异常导致的构音音位异常的现象，建立在拥有正确的口部运动基础上，它是主要强调从口部运动（生理）到形成有意义语音（心理）的过渡训练。根据构音功能客观测量和构音语音能力评估的结果，找出患者出现的音位异常、异常原因以及具体构音器官的异常，从而制定相应的治疗方案。治疗过程中，要以正常儿童的声母音位习得顺序、音位对比发展顺序和整体构音清晰度发展情况为依据，选择与患者构音音位异常相适应的训练方法和内容。对汉语普通话而言，构音音位异常的矫治最终目的是为促进 37 个韵母音位、23 个声母音位（包含 2 个零声母音位）和 4 个声调首位所需的构音器官的正确运动，确保每个音位的运动起点、运动终点和整个运动轨迹都是正确的。

（1）韵母音位异常矫治：韵母音位异常矫治的目的是通过训练使患者形成正常的韵母音位构音器官运动。矫治方法主要包括韵母音位习得和韵母音位对比两种，前者主要是习得单韵母、复韵母和鼻韵母的音位；后者是通过一般音位对比和最小音位对比的方法巩固和强化新习得的韵母音位。在汉语普通话中，韵母由元音组成。发元音时，因声道形状大小不同造成发出的元音不同，气流经过声门无阻塞进入声道。由于声道形状大小的改变主要是由舌位的高低、舌位的前后、唇的圆展以及下颌的开合程度来决定，所以在患者韵母音位异常矫治训练中要确保舌位、唇运动和下颌开合度准确。

韵母音位习得　韵母音位习得包括单韵母音位习得、复韵母音位习得和鼻韵母音位习得三个部分。

单韵母音位习得主要指 6 个单韵母 a、o、e、i、u、ü 的习得。患者通过视觉、听觉和本体感觉等途径，仔细观察言语治疗师的示范和发每个韵母音位时下颌的开合度、双唇的圆展变化以及体会舌的前后、高低运动变化来习得正确的韵母音位。发复韵母音位时，是由前一个元音过渡到后一个元音的动态发音过程，舌位和口型都进行改变。在口部改变过程中，舌位、开口度、唇形等逐渐变化的同时气流要连贯，发音形成一个整体。复韵母的发音以韵腹为中心。对前响复元音韵母发音时，开头的元音开口度大，元音响亮清晰，收尾的元音开口度小，元音轻短模糊，舌位由低向高滑动。对中响复元音韵母发音时，舌位由高向低滑动，再由低向高滑动，前后的元音都比较模糊，中间的元音响亮清晰。对后响复元音韵母发音时，开头的元音开口度小，元音比较短促，不太响亮，收尾的元音开口度大，元音响亮清晰，舌位运动高滑动，舌位运动的终点是确定的。发鼻韵母时，构音器官由元音的舌位向鼻辅音的舌位逐渐移动，鼻音成分逐步增加。前鼻音的韵母/n/发音时，/n/除阻阶段不发音，舌尖（或舌尖的舌面部位）抵住上齿龈后，缓慢开上齿龈，让这个动作成为整个韵母发音的收尾动作。后鼻音的母/ng/发音时，舌根后缩抵住软腭成阻。前鼻音韵母/n/与后鼻音韵母/ng/的主要差别在于阻碍气流部位一前一后，前者是舌尖（或舌尖的舌面部位）抵住上齿龈，后者是舌根后缩抵住软腭。

（2）声母音位异常矫治：声母音位异常矫治是指分别从发音部位、发音方法、清浊音以及送气与不送气四个维度习得每个音位，确保发21个声母音位时构音器官的运动正常。矫正方法包括声母音位习得和声母音位对比两部分。声母音位对比分为一般声母音位对比和最小音位对比两部分。下面分别叙述声母音位。

声母音位习得　　声母音位习得是指声母在单音节、双音节和三音节词（即同一声母在词头和词中）中都能准确习得。声母音位习得包括首声母音位习得、第二声母音位习得和第三声母音位习得三个部分。其中首声母音位习得是声母音位习得的关键和重要保证。在进行声母音位习得之前必须掌握声母音位特征。

每个声母音位都具有区别性特征以及发音时的动作要领，理解音位特征后再进行模仿矫正。

双唇音：发/b/音时，双唇紧闭，软腭上抬。堵塞鼻腔通道，气流冲破双唇的阻碍，声带无振动，气流较弱。发/p/音时，除气流较强外，其他发音特点与/b/相同。发/m/音时，双唇紧闭，软腭下降，打开鼻腔通道，声带振动，气流从鼻腔出来。

唇齿音：发/f/音时，下唇触碰上齿，软腭上升堵塞鼻腔通道，气流从上齿和下齿的缝隙通过，摩擦成声，声带无振动。

舌尖前音：发/z/音时，舌尖于上齿背形成闭塞，软腭上升。堵塞鼻腔通道，紧接着松开舌尖，形成一道窄缝，气流从舌尖和上齿背之间的窄缝挤出，摩擦成声，气流较弱。发/c/音时，除气流较强外，与/z/音无差别。发/s/音时，舌尖接近上齿背，形成一道缝隙，软腭上升。堵塞鼻腔通道，气流从舌尖和上齿背之间的缝隙挤出，摩擦成声，声带无振动。

舌尖中音：发/d/音时，舌尖抵住上齿龈，软腭上升。堵塞鼻腔通道，气流冲破舌尖的阻碍，声带颤动，气流较弱。发/t/音时，除气流较强外，其他发音特点都与/d/相似。发/n/音时，舌尖抵住上齿龈，软腭下降。打开鼻腔通道，声带振动，气流从鼻腔出来。发/l/音时，舌尖抵住上齿龈，软腭下降。堵塞鼻腔通道，声带振动，气流从舌尖两边通过。

舌尖后音：发/zh/音时，舌尖上翘，接触硬腭上前部，软腭上升。堵塞鼻腔通道，紧接着松开舌尖，形成一道窄缝，气流从舌尖和硬腭前部之间的缝隙挤出，摩擦成声，声带无振动，气流较弱。发/ch/音时，除气流较强外，其余与/zh/音相同。发/sh/音时：舌尖上翘，接触硬腭前部，形成道窄缝软腭上升。堵塞鼻腔通道，气流从舌尖和硬腭前部之间的缝隙挤出，摩擦成声，声带无振动。发/r/音时，除声带振动外，其他与/sh/音相同。

舌面音：发/j/音时，舌面前部接触硬腭前部，软腭上升。堵塞鼻腔通道，紧接着松开舌面前部，形成一道窄缝，气流从舌面前部和硬腭前部之间的缝隙中挤出，摩擦成声，声带无振动，气流较弱。发/q/音时，除气流较强外，其他特点与/j/同。发/x/音时：发音时舌面前部接近硬腭前部，形成一道窄缝，软腭上升。堵塞鼻腔通道，气流从舌面前部和硬腭前部之间的缝隙中挤出，摩擦成声，声带无振动。

舌根音：发/g/音时，舌根（舌面后部）隆起，抵住软腭，软腭上升，堵塞鼻腔通道。气流冲破舌根的阻塞，声带无振动，气流较弱。发/k/音时，除气流较强外，其他与/g/相同。

发/h/音时，舌根接近软腭，形成一道窄缝，软腭上升，堵塞鼻腔通道，气流从舌根和软腭之间的缝隙中挤出，摩擦成声，声带无振动。

研究表明：在儿童言语发展过程中，各声母音位的习得具有一定的顺序与规律。一般来说，声母 m，b，d，h 在 2～3 岁之间习得；p，t，k，g，n 在 3 岁习得；f，j，q，x 在 3～4 岁之间习得；l，s，r，z 在 4～5 岁之间习得；c，zh，sh，ch 在 6 岁习得。发音时舌尖部位靠前的声母早于发音部位靠后的声母，塞音早于摩擦音，鼻音早于非鼻音。因此，可根据上述规律，判断儿童言语发展迟缓的程度，并有针对性地进行阶段训练，特别是句首声母的习得训练。

首声母的习得是指以声母与韵母结合组成单音节词的方式习得 21 个声母音落位。可用 CiV 来解释，V 代表韵母，可以是单韵母、复韵母或鼻韵母，Ci 是指训练的目标声母，可根据患者发声的熟练程度不断更换。首声母音位习得包括三部分，即声母向单韵母的运动；声母向复韵母的运动；声母向鼻韵母的运动。

声母与单韵母组合训练：声母可以和不同的单韵母组合，重点是训练声母的音位。以声母/b/为例，能和/b/组合的单韵母有/a，o，i，u/。对于患者来说，将每个组合结合其图片来进行训练，也可以选择几张图片进行共同训练。

声母与复韵母组合训练：声母可以和不同的复韵母组合，重点是训练声母的音位。以声母/b/为例，能和/b/组合的复韵母（开口呼）有/ai，ei，ao/。对于患者来说，应将每个组合结合其图片来进行训练，也可以选择几张图片进行共同训练。

声母向复韵母的运动训练较声母向单韵母的运动训练难度有增无减。它主要表现在复韵母部分，也就是加强了舌的运动强度。如：/bai/这个音，/b/是一个唇音，/a/是一个中间、低位舌音，/i/是一个前部、高位舌音，直呼/bai/的音的过程较/ba/增加了舌部的运动强度，主要是下颌、舌、唇三者之间过渡运动的强度增加。同理如：/bao/、/bei/等。

bai－bai－bai－bai，

bei－bei－bei－bei，

bao－bao－bao－bao，

bai－bei－bao

声母与鼻韵母组合训练：声母可以和不同的鼻韵母组合，重点是训练声母的音位。以声母/b/为例，能和/b/组合的鼻韵母（开口呼）有/an，en，ang，eng/。对于患者来说，应将每个组合结合其图片来进行训练，也可以选择几张图片进行共同训练。

声母向鼻韵母的运动训练同声母向复韵母的运动训练相比，难度则更强，它主要表现为鼻韵母方面，加入了对软腭的训练。如：/man/这个音/m/是个前鼻音，而/a/是一个中间低位舌音，/n/是一个后鼻音。直呼/man/的音的过程包括了下颌、唇、舌以及软腭四部分的运动，也就是说较以前的下颌、舌、唇者运动难度进一步增加。同理如：/men、mang、meng/等。

man－man－man－man，men－men－men－men，

mang－mang－mang－mang－meng－meng－meng，

man－men－mang－meng

第三节　功能性构音障碍

扫码"学一学"

 案例讨论

【案例】

患者，女，4 周岁，因吐字不清来院就诊，查体：肢体运动功能正常；构音检查：语言清晰度低，d/t/g/k 发音清晰度低，构音器官检查正常，听力正常，智商正常。

【讨论】

1. 请考虑该患者为哪种言语功能障碍？

2. 如需进一步确定该患者的言语功能障碍，还可进行哪些言语功能评估？

3. 请为该患者制定治疗方案。

一、功能性构音障碍的定义

功能性构音障碍（functional dysarthria）是指构音的错误呈固定状态，但找不到引起构音障碍的原因，即构音器官无形态异常和运动功能异常，听力正常。临床上多见于儿童，以学龄期前儿童最为多见，大多可通过正规的构音训练完全治愈。

二、功能性构音障碍的病因

引起构音障碍的机制目前尚不十分清楚，可能与言语的听觉接受、辨别、认知因素、语言的发育等因素有关。可能为在语言发育的过程中，儿童因某种原因学会了错误的构音动作，而且这种构音动作已养成了习惯。特别是 2～4 岁的孩子，因为这些孩子正处于语言的发展时期，容易造成发音的异常，而且在这阶段，大多数幼儿不会注意到自己的发音错误，如没有人及时地纠正将可能引起功能性构音障碍。

三、常见的功能性构音障碍的特点

1. g、k 发成 [d]、[t]，如把"瓜"说成"搭"，"卡"说成"塔"等。

2. zh、ch、sh 发成 [z]、[c]、[s] 如把"知"发成"滋"，"吃"发成"磁"，"是"发成"四"。

3. l 和 n 发音的混淆，但我国部分地区由于方言的影响，有些地区 l 和 n 不分。

4. 部分鼻音化现象。

四、功能性构音障碍的诊断和评定

（一）功能性构音障碍的诊断

1. 构音器官形态正常，无腭裂、咬合错位、舌系带严重短缩等现象。

2. 构音器官运动功能正常，无脑性瘫痪等。

3. 听力正常，特别要注意排除轻中度听力损失、高频突发性耳聋（如高频区辅音的听力损失）所引起的发音异常。

4. 语言发育大致达到 4 岁以上，有构音错误且已经固定。若儿童未达 4 周岁，其构音错误也可以被认为是发育过程中未成熟的发音。

（二）功能性构音障碍的评定

根据检查者对于儿童发音情况来判断。

1. 构音障碍相关信息的收集和检查

（1）进食动作，吹气、口腔活动的技能等方面。

（2）语言发育的情况。

（3）运动功能发育的情况。

（4）在日常生活中会话的情况：了解构音错误的持续性及严重程度；会话过程中的可懂度，本人意识情况，有无其他继发性问题，如害怕被人讥笑、回避谈话等情况。

2. 构音器官的检查

（1）检查范围：口唇、齿、舌、硬腭、软腭、咽喉等，见表 4-4。

（2）检查用具：压舌板、手电筒、长棉棒、指套、秒表、叩诊锤、鼻息镜等。

3. 构音检查　可用中国康复研究中心构音障碍检查法。

4. 语言发育情况检查　详见语言发育迟缓的检查。

5. 智力检查　如有必要可进行智商的相关检查，可采用中国韦式幼儿智力量表（C-WYC-SI）或者韦氏儿童智力量表（C-WISC）。

6. 听力情况检查　可进行纯音听力测试。

表 4-4　构音器官检查表

构音器官	形态	功能
口唇	对称性、闭合情况	1. 突出的程度和速度 2. 开闭合的程度和状态
齿	咬合的状态、牙齿的缺损情况	1. 咬合的紧密度 2. 哪些牙齿缺损
舌	大小、对称性、有无随意运动、有无萎缩	舌的随意活动的程度、速度
硬腭、软腭	长度是否充分、腭裂与黏膜下腭裂、悬雍垂形状	发"啊"时软腭上举程度
咽喉	软腭与咽后壁的距离情况	
协调运动	吹气观察鼻咽腔的关闭功能，观察连续构音情况	

（三）评价情况总结

功能性构音障碍的评价结果，见表 4-5。

表 4-5　构音评价结果

主要项目	表现	意义
错误构音种类	错误和正确发音的种类	错误发音种类有哪些，以较容易发的音的错误判定轻重度
错误的一贯性	能否使其正确，发音环境的影响，单词与音节水平，检查和生活中有何不同	不稳定的错误为未成熟构音，一贯性的错误为固定、习惯化的构音，有时可成为训练的关键词
错误的类型	音节省略、替代、歪曲，有无特异性错误型	距构音发育的阶段有多大
被刺激性	能否纠正为正确构音，达到此目标的方法（复述、构音动作的模仿，其他）	训练的难易程度或提示有自然治愈的可能性

续表

主要项目	表现	意义
听觉记忆力	语音、数字等的记忆表现	如有问题应采用专门的方法考虑
语音辨别力	能否区分正确与错误的发音	训练途径的选择不同
构音器官	形态、机能	器质性与机能性的区别
错误的内容	在错误构音中共同缺少的构音动作是什么，此动作是否在正确构音时也存在	采用何种构音训练，从哪一种开始训练等，作为制订训练计划的指标

五、功能性构音障碍的治疗

功能性构音障碍的患者通过系统地训练以改变其固定化的构音习惯，纠正错误的发音动作，掌握正确的构音动作。年龄在 4 岁以上的，存在功能性构音障碍的幼儿，应尽早进行构音训练。训练的项目包括听辨音的训练、构音动作的训练、消除错误构音习惯的影响的训练。

（一）训练原则

1. 改变固定了的错误的构音习惯 通过训练改变错误的构音动作，学习正确的构音动作。

2. 构音训练的方法 听辨音训练、构音动作的训练，要设法消除错误构音习惯的影响。

（二）训练计划的制定

1. 训练的对象和训练方针

（1）语言发育水平在 4 岁以上，存在固定化的构音异常的患者，应进行早期的构音训练，并且治疗师应该教会家长积极协助训练。

（2）在患者构音错误无特异性，构音错误的方式尚未固定或存在波动，有构音的被刺激性或伴有语言发育迟缓时，应该一边促进语言发育，一边观察构音发育的情况。

2. 构音训练的内容

（1）参考构音发育标准，选择一贯性低、错误构音未定型的音，尽量选择容易发的音，例如不能发［k］和［s］时，应首先选择训练/k/。

（2）可以根据构音点、构音方法的相似性制定训练计划。例如选择同类音 g\k\h 进行训练。

（3）训练过程中发现一个音训练效果不好，可以实验性地选择另一个音进行训练。

（三）训练方法的选择

在训练过程中多种方法相互补充，以达到最佳效果。

1. 利用听觉的训练方法

（1）听音辨音训练：适用于不能分辨语音或分辨能力较差的儿童，聆听听取言语治疗师发出的正确音，辨别自己的错误发音并让其反复复述正确发音。也可以先教患儿正确拼音和文字，并将这些拼音或者文字写在纸上，当言语治疗师读出时，让患者指出相应拼音和词。如患者已上学可以将其错误音放在词的不同位置，治疗师说出包含该音的词时，让其指出音的位置。

（2）听觉刺激法：适于语音错误并错误未定形时的儿童，方法是复述单词和音节。一般单用此方法难以改善，可以作为配合训练方法。

2. 构音动作训练法

几乎适用于所有构音错误已呈固定化、习惯化的儿童。使用避开错误构音习惯的构音动作训练方法。

（四）构音训练程序

1. 训练过程 引导正确构音动作→诱发正确发音→掌握正确发音→向其他发音泛化

2. 构音运动的学习

（1）诱导目的音正确动作：从构音动作较相似的音开始，在训练新的构音动作时，可让患者正确的发音动作，可使用语言进行说明和使用镜子加深对于发音动作的理解。

（2）采用单音节来稳定正确发音的构音动作。

（3）在说话中采用正确的发音：①使用特别挑选词汇；②训练过程应该循序渐进，单词、句子、短文的应用从音节数少、发音容易的实用性词语开始，例如自己或小朋友的名字、问候语、称呼词等；③可用录音笔再现自己错误的发音，并与正确发音进行比较，促进患者对正确发音的认识；④实用化。对儿童可以采用唱儿歌、做游戏等方式逐步向训练过程以外的言语活动过渡。这种过渡存在个体差异，一般说年龄越大，难度越大，但至少应做到在训练场所能够熟练应用，并且在出现错误时能自己纠正。

（五）功能性构音障碍的训练

由于训练的对象多为儿童，故在训练的过程中，言语治疗师需考虑训练的趣味性，尽量多采用游戏的方式进行，不可挫伤患者训练的积极性，争取他们积极主动的配合训练。

1. g、k 的训练

（1）g 被 d 代替时让患儿发"ga"或者"ka"，可用压舌板压舌尖。

（2）可利用漱口的方法，逐步减少口中水量，诱发"ga"音。

（3）发音时利用舌根和软腭闭锁的方法：①利用闭合双唇发"m"；②利用微张口唇发"n"；③利用张口唇发"eng"；④让患儿在"eng"后加"a"，让患儿发"eng"然后移行到"a"音；⑤发"ga"音。

2. d，t 的训练

（1）让患儿将舌放置于上下齿之间，水平伸出，5 次/天，坚持一个月（图 4-14）。

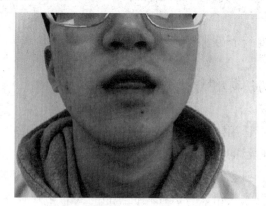

图 4-14　伸舌

（2）在伸舌的状态下呼气法破裂音。

3. s 的训练

（1）让舌松弛，将舌伸平，置于上下齿之间。

（2）将气流以最慢的速度从舌中间呼出并发"s"音。

（3）在"s"音后加"u"，发"su"，把舌从两齿之间后缩，即可发"s"，如"s"音泛化，并保持下来，可逐步把舌自然地向后而发"s"。

第四节　器质性构音障碍

扫码"学一学"

一、器质性构音障碍的定义

器质性构音障碍（organic dysarthria）是由于构音器官的形态异常导致功能异常而出现构音障碍。

二、器质性构音障碍的病因

1. 先天性唇腭裂。
2. 先天性面裂。
3. 巨舌症。
4. 齿裂咬合异常。
5. 外伤致构音器官形态及机能异常。
6. 神经疾病致构音器官麻痹。

三、器质性构音障碍的表现

器质性构音障碍中最常见的是腭裂，腭裂患者的异常语音是因为构音能力和共鸣能力出现障碍，其呼吸及发声功能正常，其主要言语表现如下。

（一）共鸣异常

当腭咽闭合不全时，口鼻腔交通，一部分气流进入鼻腔，产生鼻腔共鸣。气流进入鼻腔由此产生鼻腔共鸣表现为：

1. 开放性鼻音　即鼻音过重，它是腭咽功能不全时的常见表现，例如发 [i] 音时发成了 [eng] 或 [en]，由此形成"鼻音化"。

2. 闭塞性鼻音　即鼻音过少，多由于鼻腔堵塞、腺样体肥大以及咽腔狭窄所致，发音时类似于感冒后的鼻塞音。此类音多见于发 [m]、[n] 时出现。

3. 鼻漏气　是指发音时不能关闭口咽以及鼻咽之间的通道，声音由鼻孔逸出。尤其在发辅音时，由于气流大部分自鼻腔流出，口腔内气流较少，导致发音含糊不清、音调低沉和音量小，如在发 [p] 时较容易出现。

（二）构音异常

构音活动中最主要的是舌和腭的相对运动，由于舌位的变化和舌腭的接触，从而发出不同的元音和非鼻辅音。正常人在发元音时舌有固定的位置，发辅音时主要有 3 种形式：①爆破音如 [d] [b] [g]；②摩擦音如 [s] [h] [x]；③塞擦音如 [c] [j] [z]。

腭裂患者腭咽闭合不全，口腔内气流自鼻腔流出，导致口腔内压力不足。患者为了获得充足的口腔内压力，经常需要使舌位后置以缩小气流腔体积，此外患者在发声时也会尽量使舌背高抬以协助闭锁咽腔，增加口腔内气流压力，这种发声习惯乃是患者为了补偿形态异常而形成的错误构音方法，即使在手术矫形后也不易自我纠正，必须在术后进行功能锻炼。此类常见的调音异常包括：

1. 腭化构音　发音时舌在硬腭前部或软腭前部形成卷曲（舌背高抬呈卷曲状），气流从舌腭之间的空隙通过，摩擦音、鼻音和爆破音都可出现，临床上以［k］［c］等音最易发生腭化构音。

2. 侧化构音　发音时舌与硬腭接触形成阻碍，但在牙槽脊和牙弓的一侧或双侧形成空隙，气流从空隙溢出，形成气流与颊黏膜之间的共振，比较典型的是把［ki］发成［gi］，并能听到气流的杂音，在［i］、［sa］等音的检查中容易出现。

3. 鼻咽构音　发音时舌后部后缩，舌与腭部接触良好，构音点在鼻腔，气流不穿过腭部的表面，而是由软腭的振动形成软腭的摩擦音，气流逸出鼻腔，似鼻后部摩擦音。临床上最常见的是把［gu］发成了［ku］。

（三）其他发音异常

主要是由于腭咽闭合功能不全所引起。腭裂患者发音过程中总是试图在气流通过腭咽部进入鼻腔前，利用咽部与喉部肌肉的紧张性变化阻挡住进入鼻腔的气流，导致气流在声门处的异常摩擦和舌咽部的异常摩擦，按其发音的特点又可分为以下几种：

1. 声门爆破音　在言语病理学上又称为"腭裂语音"的代表音，在发［ka］、［pa］等音时最易检出，严重的患者在发辅音时完全会省略掉摩擦和爆破的动作，并且会有伴随面部表情的变化。

2. 咽喉摩擦音　是腭咽闭合功能不全患者特有的一种异常语音，其表现为在发塞擦音时咽腔缩小，舌根和咽喉摩擦而形成异常语音，在发声时几乎看不见患者的舌尖活动，语音清晰度较低。临床上以［c］、［s］、［x］等音较容易检查到。

3. 咽喉爆破音　也是腭咽功能闭合不全患者的特有语音，患者发音的过程几乎都是靠舌根和咽后壁的闭锁和开放来完成的，在［k］、［g］的音群中最容易发现。

四、器质性构音障碍的评定

（一）构音器官形态和功能的评定

构音器官形态和功能评定的目的是了解构音器官解剖形态、大小、运动状态和功能的基本情况，从而指导患者进行相应的治疗。构音器官包括口面部、鼻部、唇、齿、舌、硬腭、软腭、咽喉部和下颌。

1. 构音器官的形态检查

（1）口面部检查：主要检查患者口面部发育情况，部分腭裂患者会并发唇裂、鼻畸形、面部发育异常等口面部畸形。检查治疗后瘢痕对口面部的影响，这包括瘢痕的部位、对口面部的影响等。

（2）鼻部：腭裂并发唇裂的患者，裂侧鼻翼周基底组织缺损，导致鼻形态异常，出现两侧鼻翼的不对称、患侧鼻翼扁平、鼻尖塌陷、鼻腔狭小、鼻小柱变短、外鼻不正、鼻中隔偏曲、下鼻甲肥大，鼻腔通气功能障碍等表现。

（3）唇：合并唇裂的患者修复术后患侧上唇瘢痕增生、挛缩，表现为唇两侧不对称、唇缘不齐、上唇组织缺损、上唇运动不充分。因此，需进一步检查唇形特点，如能否做圆唇动作以及进行咂唇、噘唇和展唇运动。检查双唇闭合的力量。

（4）口腔：检查有无腭裂、腭部瘢痕、腭高拱、软腭短小，检查软腭上抬运动是否充分，悬雍垂的形态是否正常，有无隐性腭裂等。

（5）齿硬腭裂患者：检查是否有齿弓形改变、牙齿缺失、扭转现象，咬合形态的异常等情况。

（6）舌：需要观察舌体是否对称，有无肥厚、凹陷、萎缩现象，舌能否完成伸缩、上下舔唇、左右舔口角动作，有无舌系带过短等情况。

（7）硬腭：检查硬腭的长度、有无上腭瘢痕以及上腭瘘和腭穿窿的拱度。

（8）软腭：检查软腭有无瘢痕，软腭的长度和运动能力等。

（9）下颌：观察是否存在有反颌畸形、开颌畸形和错颌畸形等，并要注意下颌关节运动时是否稳定，有无下颌的侧向摇摆。

（10）咽喉：观察是否采用咽后壁复合组织瓣修复腭裂、咽瓣蒂部的位置。对于腭裂术后的患者，还要注意观察上腭两侧松弛的切口的情况，留意是否存在因蒂部过于宽厚而影响咬合的情况。

2. 构音器官的功能评定

（1）构音器官运动功能的评定：采用构音器官检查记录表。

（2）鼻漏气的评定：通常可以采用以下的方法：

吸气法：具体的检查方法是取一个盛水的杯子，受试者将用一个吸管置入水中后吹气，并记录吹气时间。正常人可以连续吹气 40 秒以上，而腭裂患者由于存在鼻腔漏气腭情况，不能完全由口腔送气，所以以吹气时间大为缩短，一般小于 5 秒。

鼻息镜检查法：可以在直视下检查鼻漏气的程度。操作时用一块带刻度的玻璃板，当患者发"a"音时将玻璃板平放置于鼻腔下方并与鼻唇部紧贴，观察板上的气雾，以此判断鼻漏气的程度。

（3）腭咽闭合机能的相关评定：评定的方法包括主观的评定法，如汉语语音清晰度的检查；客观检查法，如语图仪、鼻音计仪、鼻咽纤维镜、X 线检查、腭电图仪检查等。

（二）构音的评定

可采用 Frenchay 评定法和中国康复研究中心构音评定法。

五、器质性构音障碍的治疗

（一）腭裂的构音训练

1. 语言训练开始的时间 腭裂语言训练应该于修复术后 2～3 月后开始，此阶段术后肿胀已基本消退，缝线拆，上腭知觉已经恢复，部分年龄较小儿童某些语言可自行修复，但大部分需通过正规的训练。

2. 训练方式 进行一对一的训练方式；1～2 次/周，30～60 分钟/次。训练过程中关注患者的情绪变化，可允许患者家长陪同训练，可充分的利用游戏提高患者训练积极性。对家长进行指导，以便开展家中训练，提高训练效果。

3. 训练的原则

腭裂修复术后的语音训练，在伤口恢复良好的情况下，训练越早越好。

腭裂修复术后的语音训练，应该遵循由易到难的原则。

训练最好在有系统语音设备和良好隔音的空间内进行。

4. 训练注意事项

训练过程中应该与患者家长充分沟通，以减轻父母对腭裂儿童口语交流能力改善可能性过度焦虑的情况。

儿童的生理解剖条件得到改善后，最大限度地改善其口语交流能力，鼓励患者进行口语交流，增强腭裂儿童对改善口语能力的信心。

部分腭裂儿童可伴有听力、智力、心理等多方面异常，如有听力异常应尽早检查听力和配戴助听器，对伴有智力异常和语言发育迟缓的儿童要及时进行相应的训练。

重视家长的作用，让家长积极参与到患者的治疗过程中来。

（二）腭裂术后语音训练方法

1. 发音器官的练习　因唇腭裂患者的唇腭解剖结构异常，致使唇、舌等发音器官出现代偿性运动，发音不同于正常人。因此首先要有效地纠正发音器官的代偿运动（也称不良发音习惯），然后才达到正常语音。

语音训练在能控制气流方向的基础上才可进行发音练习。音素（元、辅音）、音节及词组训练是逐步进行的。一般从前到后（指构音点，如/pa/、/ta/、/ka/），从易到难，循序渐进地展开，如按：/p/、/b/→/t/、/d/、/→/x/、/q/→/c/、/s/→/j/、/z/→k/、/g/进行，以后可以加入/a/，一般不宜加/i/。因为/i/非常容易鼻音化，而且患者往往不易掌握，容易增加患者的难度。

一般先练送气音。先由单音开始，而后进入词组，最后可练习断句、回话，也可进行造句练习，注意仔细观察患者在自然发音时有无异常语音和不良发音习惯的出现。腭裂语音主要是以发辅音障碍为主，患者要发清每一个辅音取决于以下三个过程，即：（口腔内）形成阻力→保持阻力→突破阻力。腭裂术后语音障碍患者主要是在发一些辅音时口腔内"保持阻力"这个过程受到影响。因此，送气音中辅音训练也是针对每个语音障碍患者治疗的重点。

2. 腭裂术后常用的语音训练　主要有双唇音（p/b）的训练；唇齿音（f）的训练；舌尖中音（t/d）的训练；舌根音（k/g）的训练；舌尖前音（s/c/z）的训练；舌尖后音（sh/ch/zh）的训练；舌面前音（x/q/j）的训练。

（三）腭咽闭合不全的训练

正常的腭咽闭合是正确发音的基础，因腭裂接受手术较晚或者手术结果不理想等原因，使患者长期处于腭咽闭合不充分的状态，使口腔和鼻腔气流分流，所以不能正常发音，故在矫正异常的语音前，应该首先进行腭咽的闭合训练。此阶段一般持续1～3周。

1. 按摩软腭　具体方法是嘱患者手清洗干净，自己用拇指，由硬腭后缘向腭垂方向轻轻按摩，以增加软腭的长度。此手法不宜过早进行，防止复裂，造成新的创伤。

2. 唇的运动训练　进行张口、示齿、咬唇、双唇互压等运动，也可进行将硬纸片置于双唇之间，用力取出等训练（图4-15～图4-17）。

3. 抬高软腭训练　练习发"a""e"等音，此法可以抬高软腭，使腭垂与咽后壁接触。

4. 增加口腔内压力的练习　嘱患者深吸气后，紧闭口唇，将空气吸入口腔，在口腔内的压力增加到最大时，再开启口唇，用力将气流慢慢溢出。在腭咽闭合尚未完全建立时，口腔内的气流常有部分逸入鼻腔，经鼻孔溢出。可用手指捏住鼻孔，然后练习此动作，待练习生效后，再逐渐放开手指独立练习。

5. 引导气流训练　这是一种既简单又实用的训练方法。由于无损伤性，故对年龄较小的患者也能进行。其方法是：用一小杯子，内盛约1/3的水，用一细吸管吹水泡，并记录时间。若一口气能吹出20秒以上，一般即可进行语音训练（图4-18）。

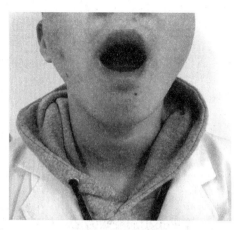

图4-15 张口运动

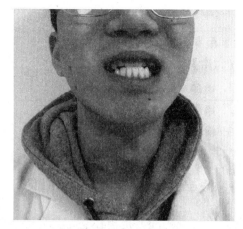

图4-16 示齿运动

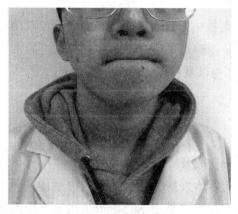

图4-17 双唇互动运动

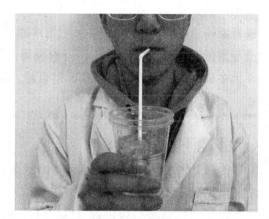

图4-18 引导气流训练

（四）增强呼气功能锻炼

让患儿自行练习吹口琴、笛子等乐器，训练持续而有节制的气流。

（五）腭裂术后异常语音的生物反馈疗法

生物反馈是恢复语音的常用方法之一，可采用视觉反馈治疗、听觉反馈治疗、触觉反馈治疗。

第五节　嗓音障碍

 案例讨论

【案例】

患者，男，65岁，越剧爱好者，经常参加演出，平常说唱不停，因声嘶、发声疲劳5周就诊。行喉镜检查发现，右声带有米粒样声带小结，声门闭合不全。行声学检查，显示MPT值为9秒，MCA值为7秒，言语强为41.2dB，GRBAS检查为：嘶哑声2级，粗糙声1级，气息声2级，虚弱程度0级，紧张程度3级。平均言语基频为190Hz，基

扫码"学一学"

频标准差为 22Hz。

【讨论】

1. 该患者考虑为哪种嗓音障碍？

2. 该患者嗓音障碍的表现。

3. 请为该患者制定治疗方案。

一、嗓音障碍的定义

发声（phonation）是指在正常身体姿势基础上，使用正确的呼吸方法，使呼出气流冲击声带产生振动，振动经声道的传导和共鸣腔的共鸣获得可听声的过程，是人说话和唱歌时的生理行为。

嗓音障碍（voice disorder），又叫发声障碍，是指由于呼吸及喉存在器质性或者功能性的病变导致的失声、发声困难、声音嘶哑等。嗓音障碍是日常生活中常见的发声异常，其病变原因多种多样，常见于声带和喉的炎症、新生物以及神经的功能失调。

二、常见嗓音障碍的表现

（一）功能不良性嗓音障碍

功能不良性嗓音障碍（functional voice disorder）是由于声带和声道的任一部分在发声活动中使用的方法不当所致，开始时并没有声带的器质性病变，但如果这种不良发声行为没有得到及时纠正，将引起声带边缘的隆起或增厚，如声带小结、声带息肉等声带器质性病变。功能不良性嗓音障碍又可分为功能过强性及功能减弱性两类，以功能过强性嗓音障碍较为常见。

1. 功能过强性嗓音障碍　发声行为不当所致的"嗓音误用"和"嗓音滥用"是功能过强性嗓音障碍的主要原因。功能过强性嗓音障碍以女性多见，职业用声是一个重要的因素，约有 3/5 的病例发生在职业用声者，发病年龄多在 20～50 岁。病因可以为：不当的过度用力发声；耳鼻咽喉科的炎症；大量吸烟和饮酒；发声技术有缺陷；暴露在噪声环境等。

嗓音障碍表现为嗓音损害，其形式多种多样，从轻微的音质变化到明显的改变。①音质改变不稳定，能感觉到患者有发声困难，如嗓音发紧；发声能力下降，声音变得不洪亮；长时间说话后，发声效率下降。②主观感觉上可有发声器官的各种不适，如咽喉部异物感、干燥感，发声易疲劳等。③形体表现，胸式呼吸发声，可伴有"脸红脖子粗"（颈部肌肉紧张隆起、颈静脉怒张、面部潮红）等表现。

2. 功能减弱性嗓音障碍　功能减弱性嗓音障碍分为原发性和继发性两类。原发性多见于年老体弱、肺功能减弱、身体消瘦、病后或大手术后的患者。继发性多是由于长期的过强用力发声，导致喉肌劳损，喉肌收缩无力，或是因为慢性喉炎、喉内肌肌炎后肌纤维萎缩导致的喉肌张力下降、收缩无力。表现为说话音弱、嗓音不洪亮失圆润，发声难以持久、易疲劳，可有轻重度不等的声音嘶哑、漏气音，发高音困难。

（二）器质性嗓音障碍

1. 慢性喉炎　系喉部的慢性非特异性炎症，常见病因有用声过度、邻近器官的炎症侵袭以及急性喉炎长期反复发作迁延不愈等。主要表现是声音嘶哑，喉镜检查可见声带颜色变为暗红色，边缘增厚，有时轻度肿胀，表面经常有黏液附着，或有小血管增生，室带肥厚，发声时声带闭合不全，中间裂隙呈鱼口样，有时后联合呈三角形裂隙。

2. 声带病变

（1）声带结构异常：声带结构异常主要有两种情况：一是先天性发育异常；二是后天性，因声带纹多发生于成年人，故认为是由于创伤、感染或萎缩性喉炎所致。

（2）声带获得性病变：不良的发声习惯会对发声器官产生不良影响。如这种不良习惯长期存在，将导致声带黏膜的损害并因此发生各种声带病变。这些声带病变包括声带结节、声带息肉、声带慢性水肿、声带潴留性黏液囊肿等。另外，烟草对喉黏膜的刺激在声带黏膜的慢性水肿中起着一定的作用。

（3）声带麻痹：这是引起声带无法完全关闭声门的一种常见器质性病变，多由各种因素造成的神经系统障碍所致。声带麻痹可以表现为单侧和双侧，单侧对声音影响不大，双侧麻痹对嗓音有很大影响。声带麻痹按病变部位可分为中枢性和周围性两种，以周围性多见。

（4）声带机械运动障碍：环构关节影响声带运动，环甲关节调节声带张力。若因外伤、插管等原因使环构关节脱位或半脱位，或外伤造成环甲关节损伤等原因，都能导致杓状软骨运动障碍，也即造成声带机械运动障碍，使得声门无法完全关闭，因此早期的确诊和治疗是预后的关键。

3. 共鸣腔异常　共鸣腔的异常也是造成嗓音疾病的一个原因。如一个人常常把该从口腔出来的声音从鼻腔里发出来，说明存在共鸣异常现象。共鸣异常者说话让人听起来常常感觉鼻音过重或鼻音过少。

三、嗓音障碍的评定

（一）GRBAS 评价方法

目前临床上应用较多的是日本音声语言医学会 1979 年制订的 GRBAS 评价标准，该标准包括 5 个描述参数，分别是：声音嘶哑总分度 G（overoll grade degree，G）；粗糙声 R（rough，R）；气息声 B（breath，B）；无力声 A（asthenicity，A）；紧张声 S（strathy，S）。每个参数分为 4 个等级，正常为 0 级，轻度为 1 级，中度为 2 级，重度为 3 级。由于 GRBAS 评价是主观评价方法，不同检查者之间难免会出现不一致的地方，因此在临床应用中一定要由有经验的嗓音医学专业人员、言语病理学家和语言治疗师来进行评估，可以由三或五名检查者共同评价计分最后取平均值即可。

（二）鼻流量计检查

鼻流量计是一种定量测试患者鼻腔共鸣能力的仪器，属于客观检测手段。它的检测原理是通过气流传感器同时测定口腔和鼻腔在发声时的输出声压值，通过放大分析器进行放大采集，将数据输入电子计算机内并与计算机内存储的正常值相比较，计算出鼻腔声压与口腔声压的比值，也就是鼻腔共鸣活动时的鼻流量。测试时需要先进行背景和测试噪音的校正，分别按照不同的发音活动做出实验室的正常值，一般常用"啊""依""吗""呐"等音节作为测试音节，也可以根据患者特点选用词或句子作为测试音节进行检查。检查结果按照公式：鼻流量=鼻腔声压级/（鼻腔声压级＋口腔声压级）来计算得出。也可以使用简化的鼻流量计进行检查，它是一个有刻度的金属板，测试时放置在患者的鼻腔下面，贴紧上唇，嘱患者发长"啊"和"依"声，根据发声时鼻腔气流在金属板上的哈气来判断气流量的大小，属于定性的检查方法，可以应用于基层医院的评价工作。

（三）喉发声检查

1. 喉发声仪检查 喉发声仪由麦克风、记录分析仪 2 部分组成，检查要求患者用口含住空气，嘴不要漏气，然后发持续的"呜"的长音，记录仪可以记录口腔气流流速和流量、最大发声时间以及发声基本频率 3 项指标，可以对音量和音调做出简单的定量评价。

2. 喉空气动力学检查 空气动力作用为音调和音量的产生提供了源动力，因此对于喉发声活动中空气动力作用的检查可以对音调和音量的异常做出定量的检查。喉空气动力学检查的内容主要包括：口腔输出气流的测定、声门区压力以及声门区气流速的测定、呼吸功能测定。常见的检查项目有喉平均呼气流率（MFR），最大发声时间（MPT），声门下压力（SP），声门阻力（GR）等。

3. 喉肌电图检查 喉肌电图是一种电生理检查技术，是用来研究喉部在发声、呼吸、吞咽时喉肌的生物电活动，借以判断喉神经肌肉系统机能状态，为临床诊断提供科学依据。通过对喉肌肉肌电活动进行记录，观察动作电位的波形、波的数量等指标来判断喉部肌肉和神经在发声时的功能状态，可用于神经性喉疾患、吞咽障碍、痉挛性发声障碍以及喉部的肌肉神经损伤的诊断。

（四）声带功能检查

声带与发声密切相关，平静呼吸时，声带处在开放状态，这时声门中有裂隙，空气通过声门时不产生声音。发声时，声带向内侧闭合使来自呼气的气流中断，呼气流在声门下形成对声带的压力，当呼气压力超过声带闭合的张力时，气流就会使声带向两侧分开并使声带振动，产生了声音。发声时声带的振动主要呈横向振动，纵向振动并不明显。

1. 动态喉镜检查 动态喉镜是利用一定频率的闪光照到声带上，用于观察声带的振动。检查时检查者先将硬质内窥镜放入患者咽部，选择内窥镜的角度使声带暴露良好，然后嘱患者发"i"声，检查者通过控制频闪光源的闪动频率来观察声带的振动情况。动态喉镜有利于观察声带表面的微小病变并能对声带振动状况做出分析，是嗓音医学上较常用的一种检查方法。

2. 电声门图检查 电声门图是一种监测声带振动时阻抗的变化，从而将声带的运动描记成特殊的声门波谱，通过观察分析声门波谱的图形来间接判断声带的振动特点和变化规律，是一种非侵入性的检查方法。检查时，把皮肤电极贴附在甲状软骨的两侧皮肤上，通过测试微电流通过不同状态声门时电阻的大小，然后把结果放大并由记录仪记录而转化成电声门图。正常的电声门图为随时间变化、光滑有规律的类似正弦的弧形曲线，声带振动或运动的异常会导致电声门图的波幅、波形和频率周期的改变，以此来判断声带的病变。

3. 嗓音分析系统 嗓音的声学分析是依靠电子计算机软件系统对采样的声音进行多参数的比较分析，并可以使用波谱图进行直观显示。常见的分析指标有基频、音域、共振峰、最大发声时间、微扰值、谐噪比以及标准化噪声能量测试等。

四、嗓音障碍的治疗

（一）嗓音障碍的训练的原则

嗓音障碍的训练是指系统纠正患者错误的发音模式、异常的音质、音调和音量的过程。对患者进行的功能锻炼要遵循以下基本原则：

1. 合理选择训练时机 训练要选择合适的时机介入，急性期炎症、声带小结及器质性发声障碍，首先进行病因的治疗，再进行功能恢复锻炼。在早期病变时，并不要急于进行系统训练，可以先进行指导嗓音的正常使用。对于慢性病变引起的发声障碍，由于长期的病理状态下形成的错误发声状态，依靠临床治疗并不能得到有效恢复，因此需要进行系统的功能锻炼。

2. 重新建立正常的发声模式 嗓音障碍常常是由于用声不当造成，患者形成了错误的呼吸以及发声动作，因此训练的主要原则是重新获得正常的呼吸和发声动作，并要在此目的下进行一系列的系统功能锻炼，使得正确的发声模式固定下来。

3. 训练应具有针对性 常见的发声障碍主要在呼吸、发声的音量、音质和音调以及共鸣方面出现异常，因此治疗方案的制订要围绕患者的具体障碍来进行。

4. 适合的训练强度 功能锻炼要求患者重新获得正常或接近正常的发音模式并把它固定下来，需要一定的重复锻炼才能够重新确立，所以训练强度必须是适合的，功能锻炼量必须使患者能够承受并不至于产生运动疲劳反应。

5. 补偿和接受 部分器质性病变如喉麻痹以及慢性发声障碍，经过系统的功能锻炼并不能完全恢复，因此在训练中需要确立起能够充分发挥现有发声器官功能的方法，并使患者接受现有的发声状态并应用于日常交流中。

6. 指导和训练相结合 功能锻炼要和指导发声相结合，指导患者进行嗓音疾病的自我预防保健，也要指导患者在日常说话中有意识地保护用嗓，用声疲劳后应适当休息，预防嗓音疾病的发生。

7. 强化与反馈 训练过程中，如患者反应正确，应及时给予反馈并鼓励，反之要让他知道发声错误并及时给予指导。向患者传递反应正误的过程称为反馈。

（二）嗓音障碍的训练

1. 基础性训练

（1）颈部放松训练。患者取直立位，双脚左、右分开，两脚间距约 30cm，双手自然下垂。头部直立，颈部放松，头部缓慢地向前运动、向后运动、向左运动、向右运动，每个动作重复 10 次（图 4-19～图 4-22）。

（2）声带放松训练。深吸气后，患者紧闭双唇，嘱咐患者进行平调双唇向前持续发"嘟"的训练；平调伴头部旋转发"嘟"的训练；升调持续发"嘟"的训练；降调持续发"嘟"的训练；升调伴头部旋转持续发"嘟"的训练；降调伴头部旋转持续发"嘟"的训练，以上动作每个重复 5 次。

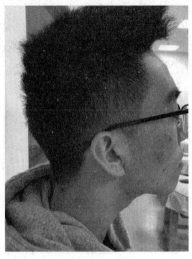

图 4-19　颈部向前运动

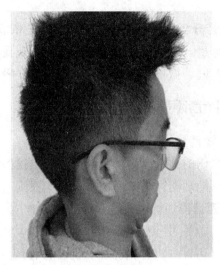

图 4-20　颈部向后运动

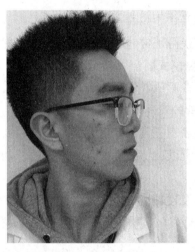

图 4-21　颈部向左运动

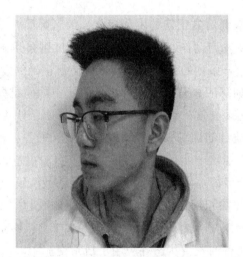

图 4-22　颈部向右运动

（3）哈欠-叹息训练。打哈欠时呼吸器官、发声器官和共鸣器官都处于放松状态，通过夸张的哈欠和叹息动作，可使声道打开，咽部肌肉充分放松，为促进正常的发声打下基础。可嘱咐患者模仿打哈欠的动作，接着在叹气时发叹息声，叹息时发一些简单的音如"ha"，重复练习数次。

2. 对症训练

（1）克服音调异常的训练。音量异常有音调过高、音调过低，单一音调和音调变化障碍。

1）克服音调过高的训练：可首先令患者放松，进行降调训练。方法有目标音调匹配训练，目标音要求患者模仿匹配；以新建立起来的音调（较低音调）开始练习，首先选择一些元音练习，然后发词语音，最后可以过渡到句子进行录音，让患者对训练前后的录音进行比较。

2）克服音调过低的训练：言语治疗师可以根据患者的阶段性目标音调，设立一个只有下限的升高音调训练的多媒体游戏，让患者进行尝试。在患者尝试高于目标音调时，才会显示训练成功。

3）克服单一音调和音调变化障碍的训练：首先令患者认真聆听不同音调的声音，感知音调的不同。如利用录音机中放"a"的四声，然后嘱咐患者跟着录音机中放的"a"不同音调的声音进行跟读，一开始可以让录音机的音量大些，逐渐减小录音机音量。同时当患者能够进行简单的音跟读后，可以加大跟读的难度，如可以跟着一小段音乐。

（2）克服音量过低的训练：可以嘱咐患者首先进行憋气，然后让患者进行咳嗽，提高声门部的压力，进行呼吸训练，重点加强呼气训练，如吹气球、不同距离下吹灭蜡烛的训练等。然后进行发声训练，从发元音开始，逐步提高音量。

（3）克服音质异常的训练。

1）克服粗糙音的训练：这种声音听起来喉部肌肉非常紧，可采用方法有：①哈欠－叹息的方法，即发声前做哈欠－叹息的动作。②练习嘴唇微开，下颌放松，大部分嗓音障碍者口部运动幅度较小，增加了喉部的阻力，将嘴张开，有助于减少喉部的阻力。

2）克服鼻音化的训练：纠正鼻音化可采用引导气流的方法，如吹口琴的训练、鼓腮的训练，可嘱咐患者主动地连续发"ka""ka""ka"。被动的训练可以采用抬高软腭的训练方法等。

五、无喉者的言语训练

无喉者是指由于喉部肿瘤和喉外伤，为了挽救生命而不得不接受全喉切除术的人群，患者术后失去了喉部的正常结构，无法正常通过喉部进行呼吸和发声，无喉者由于丧失了正常的发声交流能力，其以后的生活将发生极大变化，因此对无喉者进行言语能力的康复训练具有重要的意义。

无喉者仍然可以进行言语发声训练是因为喉只是言语形成过程中的一部分。无喉者具有正常的呼吸器官如肺和呼吸肌群，也有正常的调音器官如唇和舌，只是由于手术切除了喉，失去了声带这一声音的振动体，调音过程的改变，可采用食管发声法。

常用的食管发声训练方法有：①引导患者进行打嗝的练习，要求患者能利用咽部收缩的力量，进行发声训练，并反复进行。②引导患者进行空吞咽的训练，并发出"咕噜"声。③在患者能利用食管发出声音后，可加入元音，如 a/o/e 等。④在食管发声时利用鼻腔进行共鸣，发辅音如 b/p/m 等。⑤在前面训练的基础上进行加快速度的训练和延长气流的训练，并尝试发两、三个音节的音的训练，逐渐增加到短句等。⑥进行音调的训练。

六、嗓音障碍的预防

（1）避免长时间、高强度地用嗓，尤其是对于职业用嗓人群如教师、戏剧演员、营业员、讲解员等，避免因为嗓音的过度使用而导致发声障碍。

（2）使用适当的音量、音调说话，避免使用过大的音量，也要避免使用较小的音量来交谈з耳语声。另外，长时间使用不正常的音调说话对发声也是有害的。

（3）注意适当休声，减少声带发声时的运动，有利于避免声带小结和息肉的产生。

（4）主要避免食用刺激性的食物以及过热、过冷、辛辣的食物，戒烟。

（5）保持心理、情绪的稳定，避免用声音来发泄心中郁闷。

（6）适当饮水，保持声带表面湿润，避免采用硬起音（如咳嗽、清嗓等）方式。

本章小结

　　本章主要讲述构音障碍的定义、分类及相应的康复评定、康复治疗方法，并对常见的构音障碍的类型，从分类、临床表现、康复评定、康复治疗方法等方面进行解释。重点对中国康复研究中心汉语构音障碍评定法及运动性构音障碍、器质性构音障碍等方面进行了详细的阐述。同学们通过本章的学习，要尽量掌握构音障碍的评定及康复治疗，使更多的患者通过我们的治疗而受益。

习 题

扫码"练一练"

一、选择题（以下每一道题下面有 A、B、C、D、E 五个备选答案，请从中选择一个最佳答案）

1. 构音障碍的分类正确的是

A. 运动性构音障碍　　　　　　　　　　　　B. 运动失调型构音障碍

C. 运动过强型构音障碍　　　　　　　　　　D. 痉挛型构音障碍

E. 混合型构音障碍

2. 运动性构音障碍的分类不包括

A. 迟缓型构音障碍　　　　　　　　　　　　B. 运动过弱型构音障碍

C. 功能性构音障碍　　　　　　　　　　　　D. 运动失调型构音障碍

E. 痉挛型构音障碍

3. 关于说话时的呼吸条件错误的是

A. 吸气相 0.5 秒，呼气相 5 秒以上

B. 最大吸气后持续发声时间：男性 30 秒，女性 20 秒（成人）

C. 呼气压要能维持一定时间

D. 吸气相:呼气相= 3:9

E. 均匀稳定呼吸

4. 构音器官不包括

A. 喉　　　　　　B. 口部肌肉　　　　　C. 硬腭　　　　　　D. 肺

E. 反射

5. 以下构音检查范围错误的是

A. 会话　　　　　B. 音节复述检查　　　C. 单词检查　　　　D. 语法评定

E. 文章水平检查

6. 器质性构音障碍最常见原因是

A. 先天性面裂　　　B. 巨舌症　　　　　C. 先天性唇腭裂　　D. 齿裂咬合异常

E. 喉癌术后

7. 错误构音呈固定状态多见于哪种构音障碍

A. 运动性构音障碍　　　　　　　　　　　　B. 功能性构音障碍

C. 器质性构音障碍　　　　　　　　　　　　D. 痉挛性构音障碍

E. 运动过弱型构音障碍

8. 帕金森病导致的构音障碍类型是

A. 运动过少型构音障碍

B. 迟缓型构音障碍

C. 运动失调型构音障碍

D. 痉挛型构音障碍

E. 混合型构音障碍

9. 下列器官中不属于调音器官的是

A. 腭   B. 鼻腔   C. 喉   D. 唇

E. 软腭

10. 辅音 g，k，h 的发音部位是

A. 上，下唇

B. 舌根后部与硬腭前部

C. 舌尖与上齿背

D. 上齿与下唇

E. 舌尖与硬腭前部

11. h 的发音方法是

A. 塞音   B. 塞擦音   C. 擦音   D. 边音

E. 鼻音

12. 构音障碍的临床表现不包括

A. 发音困难   B. 发音不准   C. 咬字不清   D. 听理解障碍

E. 音调异常

13. 人类的构音器官不包括

A. 鼻   B. 舌   C. 心脏   D. 声带

E. 喉

二、思考题

1. 简述克服鼻音化的训练。

2. 简述调音器官和发声器官。

（刘　昕　印杰松）

第五章

吞咽障碍

学习目标

1. **掌握** 吞咽障碍的概念、原因及症状表现；不同吞咽障碍的评定及治疗方法；能根据患者特点制定治疗方案。

2. **熟悉** 正常吞咽的解剖与生理特点；吞咽障碍的分类。

3. **了解** 吞咽障碍的常见病因；吞咽障碍的不良后果。

4. 掌握吞咽障碍的常见评估和治疗方法。

5. 具有充分了解患者，关爱患者的意识。

第一节　正常吞咽概述

扫码"学一学"

吞咽是食物经咀嚼形成的食团由口腔、咽和食管进入胃的过程，需要口腔、咽、喉、食管等结构的共同参与和协调。吞咽又是一种复杂的反射活动，必须由特定的刺激才能引起，需至少六对脑神经的调控。我们一般将吞咽过程分为口腔前期、口腔准备期、口腔期、咽期和食管期。要熟悉吞咽的过程与特点并对患者进行评估和治疗，就必须熟悉吞咽的解剖生理基础和神经支配等基础知识。

一、正常吞咽的解剖与生理

（一）吞咽器官的解剖特点

1. **口腔** 口腔前部，以口裂为界与外界相通；口腔后部经由腭垂、腭咽弓、腭舌弓与舌根围成的咽峡与咽部相通；口腔的上壁为腭；口腔的下壁为口腔底；口腔侧壁为颊。

2. **咽** 呼吸道和消化道的共同通道，为上宽下窄的漏斗型肌性管道。顶壁位于颅底，下方与喉、食管分别相接，自上向下分别通入鼻腔、口腔和喉腔，故可分为鼻咽、口咽和喉咽三部分。

3. **食管** 与咽部相连的管腔，上端与环状软骨后部持平，由食管入口开始，与胃部相连。可分为颈部食管、胸部食管、腹部食管三个部分，并有三个狭窄。食管上、下两端各有一个括约肌，上端为食管上段括约肌，与咽相连。食管上段括约肌能使咽与食管分隔，在呼吸时防止气体进入消化道，通过防止食物由食管反流进入咽，保护呼吸道。

4. **喉** 是呼吸通道，又是发音器官。安全的吞咽要求在声门关闭阶段，食团必须运送通过咽。吞咽食物时，舌根向后方压迫会厌向下封闭喉口，使食团进入咽，避免食物在吞咽时进入呼吸道；喉随咽上提且稍向前移使食管上括约肌打开，食管入口开放。食物在咽期吞咽起始前或之后可进入或停留在会厌谷和梨状隐窝（如图 5-1）。

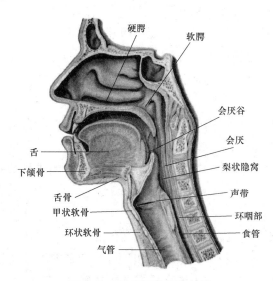

图 5-1　吞咽相关解剖结构

（二）吞咽过程的神经支配

吞咽中枢位于脑干，主要是延髓，至少 6 对脑神经在吞咽不同阶段参与吞咽运动（表 5-1）。

表 5-1　吞咽过程中的神经支配

吞咽过程	生理作用及主要肌	神经支配
口腔前期	感知食物，用工具摄取食物	
口腔准备期	闭合口唇（口轮匝肌、颊肌）	面神经
	咀嚼运动（咀嚼肌）	三叉神经
	搅拌混合物（舌肌、颊肌）	舌下神经、面神经
	保持食物在口腔内，并协助咀嚼（面肌、腭肌）	舌咽、迷走、三叉、面神经
口腔期	推送食团，闭锁鼻咽腔（腭肌）	三叉、舌咽、舌下、迷走神经
	食团推送过咽弓后诱发咽期	
咽期	推动食物进入食管（咽肌）	迷走、副神经
	封闭呼吸道（咽肌、喉肌）	舌咽、迷走神经
食管期	肌肉蠕动输送食团	迷走神经、交感神经

二、吞咽过程分期与特点

正常的吞咽过程可分为五个阶段：口腔前期、口腔准备期、口腔期、咽期和食管期。

（一）口腔前期

通过视觉或嗅觉感知食物，用餐具、杯子或手将食物送入口腔的过程。生理特点：食物性质的信息被传递至中枢，中枢对信息加以分析，形成有关进食与吞咽的指令，做好前期准备，包括唾液的分泌、胃肠的蠕动以及腺体的分泌等生理过程。同时对食物的硬度、温度、味道、一口量等进行感知，从而决定进食的速度和食量，预测口腔的处理方法，进行摄食程序的编制。

（二）口腔准备期

口腔准备期是摄入食物并在口腔内咀嚼形成食团的过程。生理特点：张口，食物进入口腔之后，口唇闭合；舌感知食物的味道、温度和质地，并移动食物到上下牙列之间进行咀嚼，食物与唾液充分混合，最终形成食团；咀嚼过程中颞下颌关节由肌肉牵拉产生上下前后的运动完成对食物的充分研磨；面颊部肌肉配合舌的运动挤压食物到正确位置；口腔后部的软腭与舌根相接阻止食物提前进入咽腔。

（三）口腔期

口腔期是食团经口腔向咽运送的过程。生理特点：从食团被舌根推过腭咽弓即开始吞咽动作。舌根上抬与硬腭接触面扩大的同时向后挤压食团进入咽部；与此同时软腭开始提升并与向前突起的咽后壁相接，关闭鼻咽与口咽的间隙，形成鼻咽腔闭锁。此期时间短，一般少于 1～1.5 秒。

（四）咽期

咽期是食团通过吞咽反射由咽部向食管运送的过程。生理特点：软腭上抬和后缩完全闭锁鼻咽腔，阻止食物进入鼻腔；舌根下降和后缩与前突的咽后壁接触，关闭口咽腔，防止食物反流进入口中；舌根向后方压迫会厌向下封闭喉口，喉随咽上提且稍向前移使环咽肌开放，食管入口开放；咽缩肌规律地由上至下收缩，推动食团向下移动。

咽期是吞咽最关键的时期，呼吸道必须闭合以防止食团进入呼吸系统。喉部闭合始于声带，继而延伸至喉前庭，可将漏入喉部的食物由喉前庭推至咽，预防误吸的发生。正常人单次吞咽呼吸道闭合时间约 0.3～0.5 秒。此期为非自主性活动，一旦启动，则不可逆。

（五）食管期

食管期是指食团通过食管进入胃的过程。生理特点：此期从环咽肌开放开始，由食管肌肉的顺序收缩实现推动食团向下运动，食管下段括约肌放松，食团进入胃。

第二节　吞咽障碍概述

扫码"学一学"

一、吞咽障碍的概念

吞咽障碍是指食物经口到胃的生理过程发生障碍。吞咽障碍的症状因病变发生的部位、性质和程度不同而有很大的差别。轻者仅感吞咽不畅，重者滴水难进。

二、吞咽障碍的分类与常见疾病

（一）吞咽障碍的分类

吞咽障碍常见的分类方法有两种，一种按有无解剖结构异常分为器质性吞咽障碍和功能性吞咽障碍。前者主要发生在口腔、咽、喉部的疾病和恶性肿瘤手术后，由解剖构造异常引起的吞咽障碍。后者则由中枢神经系统及末梢神经系统障碍、肌病引起，在解剖构造上没有问题，为运动异常引起的障碍。

（二）引起吞咽障碍的常见疾病

引起吞咽障碍尤其是功能性吞咽障碍的常见病因有：①神经系统疾病：如脑卒中、痴呆、帕金森病、多发性硬化、吉兰巴雷综合征、运动神经元病等；②肌肉病变：如重症肌无力、多发性肌炎、硬皮病、肌萎缩侧索硬化症、颈部肌张力障碍等；③食管动力性病变：如胃食管反流病、食管-贲门失弛缓症、弥散性食管痉挛、环咽肌失弛缓症、食管憩室、机械性梗阻等；④心理因素：如癔症。

1. 功能性吞咽障碍 常见于脑血管疾病引起的吞咽障碍，在急性期并发率高，占脑血管疾病患者的40%左右。这一时期，如摄食不当，很容易导致吸入性肺炎。随着疾病的自然恢复，多数情况下吞咽障碍会逐渐好转，但如果到慢性期吞咽障碍还有残留的话，表明恢复情况不好，需要专门治疗的参与。根据障碍部位可分为大脑半球病变和以延髓为中心的脑干部病变。

大脑半球病变中，一侧性病变在数周内自然恢复的病例较多。若存在两侧病变的则呈假性延髓麻痹状态。假性延髓麻痹在口腔准备期、口腔期障碍严重，咀嚼、食团形成及食团移送困难，但吞咽反射仍有一定程度的残留。虽然移至咽部期后吞咽反射表现迟缓，然而一旦受到诱发，其后的吞咽运动会依次进行。这种时间差会引发误咽。

脑干部延髓吞咽中枢的病灶则可引起延髓麻痹，障碍主要发生在咽期，特征是吞咽反射的诱发极其微弱甚至消失。在口腔前期、口腔准备期、甚至口腔期没有障碍，即使有也很轻微。因此，延髓麻痹往往误咽情况突出，多数病例治疗困难。延髓麻痹和假性延髓麻痹导致的吞咽障碍对比，见表5-2。

表5-2 假性延髓麻痹与延髓麻痹导致吞咽障碍的鉴别

	延髓麻痹	假性延髓麻痹
损伤部位	下运动神经元损伤	双侧上运动神经元损伤
精神状态	不影响精神状态	影响精神状态，如精神错乱、痴呆、定向能力差等
咽反射	消失	存在
情绪	罕见易变	常见易变
有无病理反射	无	有
影响阶段	咽期	口腔期

2. 神经、肌肉疾病

（1）弛缓性肌力低下：如肌萎缩侧索硬化症、延髓空洞等神经性疾病。吞咽运动有关的肌肉中，除舌肌、软腭等口腔肌肉外，咽缩肌、环咽肌、喉闭锁肌的麻痹、弛缓均会发生问题。咽缩肌和喉闭锁肌的障碍尤其容易引起误咽，导致呼吸器官感染。

（2）运动过多，异常紧张：如亨廷顿病、张力障碍等神经变性疾病及肌强直性营养不良、硬化病等引发软组织病变的疾病等。

（3）帕金森病：帕金森病是一种进行性神经系统变性疾病，以肌肉紧缩、震颤、动作缓慢为主要特征。对吞咽的影响表现为：舌肌和咀嚼肌运动受阻，食团形成和移送情况不良；环咽肌通过障碍和咽部通过延长。

三、吞咽障碍的临床表现

1. 进食或饮水后呛咳 进食过程中或者进食后呛咳，特别是饮水后呛咳更明显，脑卒中后，感觉功能减退，吞咽反射消失或者减弱，加之水或流体对咽部的刺激较轻，进入咽部速度比固体和半流质食物快，所以很易引起呛咳。

2. 食物残留口腔　由于口控制能力和食物咀嚼能力减弱，舌肌和软腭部肌肉无力，食物会残留在口腔的前部和两侧，另外吞咽反射消失或出现延迟，口部和咽部的残留食物在吞咽前、中或后，被误咽入气管。

3. 流涎　口部肌肉控制减弱，不能缩唇，舌肌运动减弱，不能适时吞咽口水。

4. 食物从口或鼻腔反流　由于环咽肌功能弛缓，食物进到咽部时部分或完全不能进入食管，而至患者进食后又吐出甚至从鼻腔喷出。此类患者常咳出大量黏性分泌物。

发生吞咽障碍的部位不同，其临床表现也会有所不同，见表5-3。

表5-3　不同吞咽障碍的表现特点

	口咽吞咽障碍	食管吞咽障碍
发生时间	吞咽前、吞咽时	吞咽后数秒内
吞咽困难的特点	引起吞咽动作时费力	胸骨后阻塞感
起病及进程	长期持续	逐渐起病、进展缓慢
食团的特点	对液体吞咽困难	对固体吞咽困难
常见伴随症状	流涎，吞咽后食物停滞在咽喉处	咳嗽、鼻反流

四、吞咽障碍的不良后果

吞咽障碍会给患者回归社会带来极大的不便。多数功能性吞咽障碍患者的吞咽功能可逐渐恢复。但仍有部分患者需要专门的康复治疗，甚至部分患者通过康复治疗不能恢复而需要专门的手术解决进食问题。

常见不良后果：

（一）误吸和吸入性肺炎

误吸是指吞咽之后吸气时将残留在咽部的食物带入气道。正常人会偶尔发生误吸，可通过咳嗽反射将其排出。吞咽障碍患者由于吞咽生理机制受损，食物或水误吸后通过气管进入肺部导致患者咳嗽、咳痰、发热以致造成吸入性肺炎，重者可致命。

（二）营养不良

常由进食恐惧、进食困难、消化不良引起。由于维持健康的能量减少，患者的生活质量和康复进程会受到影响。

（三）脱水

由于误吸的频繁发生，患者对进食产生恐惧感，减少进食量，导致脱水；反之，脱水也会影响吞咽功能，如唾液的分泌减少。

第三节　吞咽障碍的评估

扫码"学一学"

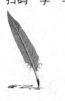

一、吞咽障碍的主观评估

（一）主诉

从患者叙述的症状开始，仔细分析后初步鉴别口咽性或食管性病变，有助于推导吞咽障碍的病因诊断。主诉询问要点包括：吞咽障碍的持续时间；发病的频度和进程；诱发因素和代偿机制；合并症状等。

（二）询问病史

详细询问病史，对有吞咽困难的患者应仔细了解有无体重下降、脱水等一般情况，有无神经病学症状、发热、气管炎和肺炎等病史；X线检查，心理精神情况及服药情况。

（三）营养状态

吞咽障碍的患者多存在贫血、营养不良及体重下降的问题，导致患者抵抗力下降，伤口愈合缓慢，容易疲劳。询问要点：患者营养摄入的方法；摄入食物的类型、数量及频率等。

（四）心理问题

吞咽障碍可引发许多心理问题，如焦虑、羞耻、恐惧等，所以在主观资料收集过程中要注意患者的心理问题，理解患者及其家人，感知吞咽障碍对他们生活的影响。

二、吞咽障碍的客观评估

（一）筛查

主要检查目的是找出吞咽障碍的高危人群，确定是否需要做进一步诊断性的检查。

1. 反复唾液吞咽测试（RSST） 本评估法检查吞咽反射是否发生，有无误咽。适用于能够遵从指令进行空咽的患者。被检查者原则上应取坐姿。检查者将手指放在患者的喉结及舌骨处，让其尽量快速反复吞咽，喉结和舌骨随着吞咽运动越过手指，向前上方移动再复位，确认这种上下运动，下降时刻即为吞咽完成时刻（图5-2）。观察在30秒内患者吞咽的次数和活动度。高龄患者30秒内完成3次即可，30秒内吞咽次数少于3次，或喉上抬的幅度小于2cm为异常。

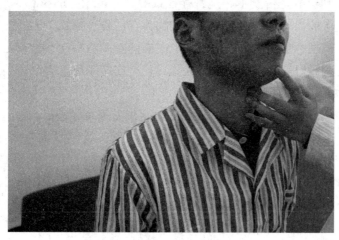

图5-2 反复唾液吞咽测试检查者手指放置位置

注意事项：

（1）如果口腔护理较差、有炎症等，在进行吞咽训练时细菌也会随着唾液咽下，所以事先要进行口腔清洁。

（2）如果口腔内干燥导致吞咽障碍时，用1ml的水滴在舌背上，或进行人工唾液喷雾。

2. 饮水试验 洼田饮水试验由日本学者洼田俊夫提出，为一种较方便、常用的鉴别方法，主要通过饮水来筛查患者有无吞咽障碍及其程度，同时还能作为能否进行吞咽造影检查的筛选标准。观察过程为：患者取坐位，以水杯盛温水30ml，嘱患者如往常一样饮用，注意观察患者的饮水过程，并记录饮水所用时间（图5-3），分级情况如表5-4。

表5-4 饮水试验结果分级及判断标准

分级	表现
Ⅰ级	一饮而尽，无呛咳
Ⅱ级	两次以上喝完，无呛咳
Ⅲ级	一饮而尽，有呛咳
Ⅳ级	两次以上喝完，有呛咳
Ⅴ级	呛咳多次发生，不能将水喝完

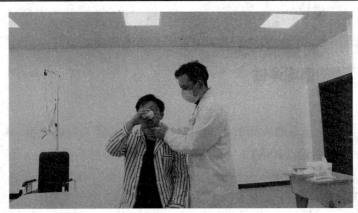

图5-3 饮水试验 30ml 水测试

3. 冷刺激引起吞咽反射

目的为检查吞咽反射是否发生、是否存在误咽。适用于能够执行张口指令的患者。使用用具包括用水沾湿的棉棒、秒表。用冷冻的棉棒在前腭弓擦拭2～3回，闭口后促进其吞咽。测算闭嘴时和产生吞咽反射之间的时间。左右随机刺激数次，检查是否存在差别。

注意事项：在刺激时，颈部伸展容易完成，但是在指示患者吞咽时要颈部轻度屈曲。

（二）与吞咽相关的口面部功能评估

1. 直视观察 观察唇结构及黏膜有无破损，两颊黏膜有无破损，唇沟和颊沟是否正常，硬腭（高度和宽度）的结构，软腭和悬雍垂的体积，腭、舌咽弓的完整性，舌的外形及表面是否干燥、结痂，牙齿及口腔分泌物状况等。

2. 唇、颊部的运动 观察静止状态唇部的位置，有无流涎，露齿时口角收缩的运动，闭唇鼓腮，交替重复发"u"和"i"音，观察会话时唇的动作。

3. 颌的运动 观察静止状态下颌的位置，言语和咀嚼时颌的位置，能否进行抗阻力运动。

4. 舌的运动 观察静止状态下舌的位置，伸舌运动、舌抬高运动、舌向双侧运动、舌的交替运动、言语时舌的运动及抗阻运动，舌的敏感程度，是否过度敏感或感觉消失。

5. 软腭的运动 嘱患者发"a"音观察软腭的抬升，言语时是否有鼻腔漏气；软腭抬升差的患者刺激腭弓是否有上抬。

6. 喉的运动及功能

（1）音质/音量的变化：嘱患者发"a"音，聆听其发音的变化。如声音沙哑且音量低，声带闭合差，在吞咽时呼吸道保护欠佳，容易误吸。

（2）发音控制/范围：与患者谈话，观察其音调、节奏等变化。如声音震颤，节奏失控，为喉部肌群协调欠佳，吞咽的协调性会受到影响。

（3）刻意的咳嗽/喉部的清理：嘱患者做咳嗽，观察其咳嗽力量变化。如咳嗽力量减弱，将影响喉部清除分泌物、残留食物的能力。

（4）吞唾液：观察患者有无流涎，询问家属患者是否经常被口水呛到，如果有，估计处理唾液能力下降，容易产生误吸。

（5）喉上抬：观察空吞咽时喉上抬的运动。检查方法是：治疗师将手放于患者下额下方，手指张开，示指轻放于下颌骨下方的前部，中指放在舌骨，环指放于甲状软骨的上缘，小指放于甲状软骨下缘，嘱患者吞咽时，以环指的甲状软骨上缘能否接触到中指来判断上抬的能力。正常吞咽时，甲状软骨能碰及中指（2cm）。

三、摄食–吞咽过程的评估

观察时使用的食物有：①流质，如水、清汤、茶等。②半流质，如稀粥、麦片饮料、加入加稠剂的水等。③糊状食物，如米糊、浓粥等，平滑而柔软，最容易吃。④半固体，如烂饭，需要中等咀嚼能力。⑤固体，如正常的米饭、面包等，需要较好的咀嚼力。开始时使用糊状食物，逐步使用流质、半流质，然后过渡到半固体、固体。数量开始为1/4茶匙，约2.5ml，再逐步增至半茶匙（约5ml）、一茶匙（约10ml），最后至一匙（15～20ml），进食液体顺序为从使用匙、杯到使用吸管。整个评估时间约20～30分钟。从下列几个方面进行评估。

（一）食物认知障碍

给患者看食物，观察其有无反应。将食物触及其口唇，观察是否张口或有张口的意图。意识障碍的患者常有这方面的困难。

（二）入口障碍

三叉神经受损的患者舌骨肌、二腹肌失支配致张口困难、食物不能送入口，鼻腔反流是腭咽功能不全或无力的伴随症状。

（三）进食所需时间及吞咽时间

正常的吞咽包括了一些要求肌肉精确控制的复杂运动程序，这些运动快速产生，仅需2～3秒把食物或液体从口腔送到胃中，吞咽困难时会延长吞咽时间。

（四）送入咽部障碍

主要表现为流涎、食物堆积或嵌塞于硬腭，舌搅拌运动减弱或失调使食物难以运送到咽部。

（五）经咽部至食管障碍

主要表现为哽咽和呛咳，尤其是试图吞咽时尤为明显。其他症状包括鼻腔反流、误吸、气喘、每口食物需吞咽数次、吞咽反射启动延迟、咽喉感觉减退或丧失、食物残留在梨状窝、声音嘶哑或"湿音"、构音障碍、呕吐反射减退或消失、痰增多。声音嘶哑、"湿音"常提示有误吸的可能性（表5–5）。

表5–5 误咽的分类

分类	机制
前咽期型	由于口腔内食物保持不良，食物在喉部开始上抬之前流入咽部，进入气道
喉上抬期型	咽部初期由于喉部上抬不够或声门闭锁不全，喉部不能闭锁发生误咽

续表

分类	机制
喉下降期型	咽部后期，上抬的喉部下降、声门扩张时，残留在喉部内的食物进入气道
吞咽运动不全型	严重障碍导致食管无法扩张，进入咽部的食物直接进入气道

（六）与吞咽有关的其他功能

1. 进食的姿势　当患者不能对称地坐直时，易躯干前倾，颈部代偿后伸，颈前部肌肉被拉伸，舌与咽喉的运动更加困难。所以当偏瘫患者躯干和头屈向偏瘫侧时，难以将食物置于口腔中，在口腔内控制食物几乎更不可能。因此，应评价用哪种姿势进食较容易、使误吸症状减轻或消失。

2. 呼吸状况　呼吸和吞咽是维持生命的主要功能，呼吸和吞咽两者之间有着重要的联系。正常的吞咽需要暂停呼吸一瞬间，让食物通过咽部，咀嚼时，用鼻呼吸。如果患者在进食过程中呼吸急速、咀嚼时用口呼吸或吞咽瞬间呼吸，均容易引起误吸。需观察患者的呼吸节律、用口呼吸还是用鼻呼吸、咀嚼和吞咽时呼吸的情况等。

（七）吞咽失用的检查

吞咽失用的主要表现为，没有给患者任何有关进食和吞咽的语言提示，给予患者盛着食物的碗筷，患者能正常地拿起进食，吞咽也没问题，但给予患者口头指示进食吞咽时，患者意识到需要吞咽的动作，却无法启动，无法完成整个进食过程。有些患者，给予其食物，会自行拿勺子舀食物张口送入口中，但不会闭唇、咀嚼，或舌头不会搅拌运送食物，不能启动吞咽，而无意识或检查中，可观察到患者唇舌各种运动功能都正常。吞咽失用可能与认知功能障碍有关。

通过完善以上各项检查，可对患者摄食–吞咽障碍等级进行评定（表5–6），并把总体评定结果记录下来。

表5–6　摄食–吞咽障碍等级评定

等级	表现	相关训练项目
Ⅰ 重度	无法经口腔进食，完全辅助进食	1. 吞咽困难或无法进行，不适合吞咽训练 2. 误咽严重，吞咽困难或无法进行，只适合基础性吞咽训练 3. 条件具备时误咽减少，可进行摄食训练
Ⅱ 中度	经口腔和辅助混合进食	1. 可以少量、乐趣性地进食 2. 一部分（1～2餐）营养摄取可经口腔进行 3. 三餐均可经口腔摄取营养
Ⅲ 轻度	完全经口腔进食，需辅以代偿和适应方法	1. 三餐均可经口腔摄取吞咽食品 2. 除特别难吞咽的食物外，三餐均可经口腔摄取 3. 可以吞咽普通食物，要临床观察和指导
Ⅳ 正常	完全经口腔进食，无需代偿和适应方法	摄食–吞咽能力正常

四、吞咽障碍的辅助检查

（一）辅助检查方法及比较

目前吞咽障碍的辅助检查有影像学检查与非影像学检查，影像学检查包括：X线造影录像检查（吞咽造影检查）、吞咽内窥镜检查、超声检查、放射性核素扫描检查。非影像学检查包括：测压检查、肌电图检查等。每一种检查程序都可以提供有关吞咽的部分信息，包括口咽腔的解剖结构、吞咽生理功能或患者吞咽的食物性质等（表5-7）。

表5-7 吞咽障碍辅助检查方法的比较

检查方法	适应证	评价	
		优点	缺点
吞咽造影检查	口腔、咽、食管期吞咽障碍	简单易行，对细微异常较敏感	病重者不能进行，不能反映咽的感觉功能
吞咽内窥镜检查	口咽期吞咽障碍	较全面地评估吞咽的运动和感觉功能	不能观察吞咽的全过程
测压检查	咽期及食管期运动功能障碍的吞咽障碍	了解吞咽障碍的病理生理，对评估食管动力障碍性疾病有较大的价值	设备要求高，费用昂贵
放射性核素扫描	口腔、咽、食管期吞咽障碍	定量分析吞咽有效性和误吸量	临床使用少，费用贵
超声检查	口咽期吞咽障碍的儿童患者	敏感，无创性检查	对食管上括约肌观察不理想
表面肌电图	口咽部神经肌肉疾病	了解电生理机制，无创型检查	对特定肌肉定位困难

（二）X线造影录像检查（吞咽造影检查）

吞咽活动是一种极其快速且复杂的运动，应用X线透视观察有时较困难，最好采用录像技术，以便反复观察，找出发生障碍的确切部位，因此这项检查被认为是吞咽障碍评定的金标准。在放射科医师和言语治疗师的共同指导下，一般用钡作为造影剂，将其调成流质或半流质，分别于垂直坐位及30°、60°半坐位对患者进行吞咽检查。钡餐造影录像检查对观察吞咽反射，软腭、舌骨、舌根的活动，喉头的上举和闭锁，咽壁的蠕动，梨状隐窝及会厌谷的残留物非常有价值，是确定是否有误咽的金标准。临床上一般常把呛咳看作是误咽的表现，但是有些老年患者和危重患者的喉头、气管的感觉功能低下，即使发生误咽亦不会出现呛咳，所以仅仅依靠临床观察难以做出正确评价。通过吞咽造影检查，还可以鉴别吞咽障碍系器质性还是功能性，确切掌握吞咽障碍与患者体位、食物形态的相应关系。

第四节 吞咽障碍的治疗

 案例讨论

扫码"学一学"

【案例】

患者，男，67岁，于一个半月前出现头晕加重伴吞咽困难、神志不清，急送当地医院，行头部CT检查示"左侧小脑、脑干大片低密度影"，诊断为"脑梗死"。予以脱水降颅压，抗血小板聚集，改善脑循环，治疗后患者神志转清。目前患者右侧肢体活动不利，吞咽困难，音量低沉，为进一步康复，收住入院。

吞咽情况：反复唾液吞咽试验：喉上抬不充分，启动慢。

摄食-吞咽过程的评估：坐位90°进食，食物从右侧洒落，进食时间延长，易疲劳，食欲低下。

辅助检查：头颅MRI显示脑内多发梗塞灶。

【讨论】

　1. 请做出诊断。还需做哪些功能评定？

　2. 请为该患者制定治疗方案。

一、治疗计划的制定

1. 安全问题　这是训练计划实施的最基本问题，是和呼吸道保护密切联系的。当患者因误吸导致呼吸道感染危险增加或因吞咽固体食物导致呼吸道梗塞时，有关的评估和治疗将不再安全。

2. 个体化问题和目标的制订　每个患者吞咽障碍的情况不同，针对不同的患者，治疗的方案也应该个性化。应在充分了解患者目前的状况、康复期望及影响因素的基础上，为患者制定应达到的短期目标和长期目标。

3. 临床适应证　任何疾病引起的吞咽障碍，都要通过相应的评估方法了解患者是否存在吞咽障碍和吞咽障碍的程度。

4. 预期的风险与益处　在制订治疗方案的过程中，需要清楚各项治疗的风险与益处，并权衡利弊。如声门上吞咽训练对改善吞咽功能有良好的效果，但此法可产生咽鼓管充气效应，可能导致心脏猝死、心律失常，对有冠心病的脑卒中等神经损伤患者应禁做此训练。

5. 进食状况　患者是否能够经口进食、食物的性状要求、进食的心理等因素在治疗计划的制订中应适当考虑。

6. 功能性结局　在决定患者是否开始某些治疗方案时，需先确定患者可能达到的功能性结局。

二、治疗方法

（一）吞咽器官运动训练

1. 呼吸训练　正常吞咽时呼吸停止，而吞咽障碍患者在吞咽时有时会吸气，引起误吸。呼吸训练的目的是提高呼吸控制能力，学会随意咳嗽，及时排出误吸入气道的食物，强化声门闭锁。

（1）缩口呼吸：用鼻吸气，缩拢唇呼气，用3～4秒将气体慢慢呼出，此方法可调节呼吸节奏、延长呼气时间，使呼气平稳。

（2）腹式呼吸：患者屈膝卧位，治疗师将手放在患者的上腹部，让患者用鼻吸气，以口呼气，并在呼气结束时在上腹部稍加压力，让患者以此状态吸气。单独练习时，可在患者上腹部放 1kg 的沙袋，体会吸气时腹部膨胀、呼气时腹部凹陷的感觉。卧位腹式呼吸熟练掌握后，可转为坐位练习，最后将腹式呼气转换为咳嗽动作。强化咳嗽力量的练习，有利于去除残留在咽部的食物（图 5-4）。

（3）强化声门闭锁：患者坐在椅子上，双手支撑椅面做推压运动和屏气，此时胸廓固定、声门紧闭。然后，突然松手，声门打开、呼气发声。此运动不仅可以训练声门的闭锁功能、强化软腭的肌力，而且有助于去除残留在咽部的食物。

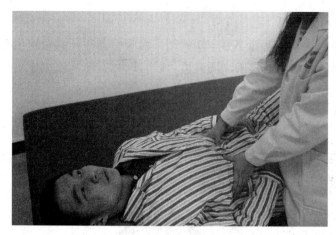

图 5-4 腹式呼吸的训练方法

2. 口颜面肌群的运动训练

（1）下颌的运动训练。

下颌开合 把口张开至最大，维持 5 秒，然后放松。重复做 5 次。

下颌向左/右移动 把下颌移至左/右侧，维持 5 秒，然后放松或做夸张的咀嚼动作。重复做 5 次。

张开口说"呀"，动作要夸张，然后迅速合上。重复做 10 次。

下颌肌痉挛的训练方法 小心地将软硬适中的物体插入患者切齿间令其咬住，逐渐牵张下颌关节使其张口，持续数分钟至数十分钟不等。轻柔地按摩咬肌，可缓解肌紧张。

（2）唇的运动训练。

闭唇 闭紧双唇，维持 5 秒，放松。重复做 5 次。或发"衣"、"乌"音，维持 5 秒，放松。重复做 5 次。

发"衣"声，随即发"乌"声，然后放松。快速重复 5~10 次。

重复说"爸"或"妈"音，重复 10 次。

抗阻练习 双唇含着压舌板，或压舌板放嘴唇左/右面，用力闭紧及拉出压舌板，跟嘴唇抗力，维持 5 秒，放松。重复做 5 次。

吹气练习 吹气/吹肥皂泡/吹哨子等。

唇肌张力低下时的训练方法 用手指围绕口唇轻轻叩击；用冰块迅速敲击唇部 3 次；用压舌板刺激上唇中央；令患者在抗阻力下紧闭口唇。

（3）舌的运动训练。

伸/缩舌 把舌头尽量伸出口外，维持 3 秒，然后缩回，放松，重复做 5 次。把舌头尽量贴近硬腭向后缩向口腔内，维持 3 秒，然后放松，重复做 5 次。再进一步用压舌板做抗阻练习。

向左或向右伸舌 舌尖伸向左唇角，维持 3 秒，放松，再转向右唇角，维持 3 秒，放松，重复做 5 次。再进一步用压舌板做抗阻练习。

舌面舌根抬高 重复说"da""ga""la"音，各 5 次。

环绕动作 用舌尖舔唇一周，重复做 5 次。用舌尖舔两腮内侧及牙龈，重复做 5 次。

抗阻训练 伸出舌头，用压舌板压向舌尖，嘱患者用舌尖对抗压舌板，维持 5 秒左右。重复 5~10 次。

3. 腭咽闭合的训练

（1）让患者口含着一根吸管（另一端封闭）做吸吮动作，感觉腭弓有上提动作为佳。

（2）两手在胸前交叉用力推压，同时发"k"或"a"音。或按住墙壁或桌子同时发声，感觉腭弓有上提运动。

（3）寒冷刺激：冷刺激能有效地强化吞咽反射，反复训练可使之易于诱发且吞咽有力。将冰冻棉棒蘸少许水，轻轻刺激软腭、腭弓、舌根及咽后壁，然后嘱患者做吞咽动作。如出现呕吐反射即应终止刺激；如患者流涎过多，可对患侧颈部唾液腺行冷刺激，3次/日，10分钟/次，至皮肤稍发红（图5-5）。

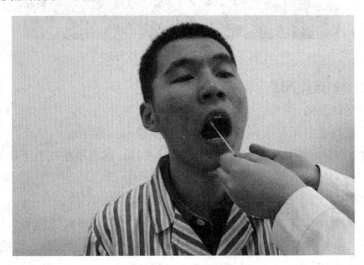

图5-5　冷刺激训练

4. 吞咽辅助手法

（1）声门上吞咽法：深吸气-屏气-进食-吞咽-呼气-咳嗽-空吞咽-正常呼吸。适用于吞咽反射触发迟缓及声门关闭功能下降的患者。

（2）超声门上吞咽法：吸气并且屏气，用力将气向下压。当吞咽开始时持续保持屏气，并且向下压，当吞咽结束时立即咳嗽。适用于呼吸道入口闭合不足的患者，特别适合做过喉声门上切除术的患者。

声门上吞咽法和超声门上吞咽法都是关闭声门，保护气管免于发生误吸现象的呼吸道保护技术，不同点是吞咽前用力屏气的程度，声门上吞咽法只需要用力屏气，而超声门上吞咽法需要用尽全力屏气，以确保声门闭合完全。

（3）用力吞咽法：吞咽时，用所有的咽喉肌肉一起用力挤压，减少吞咽后的食物残留。作用是帮助患者最大限度地吞咽。

（4）门德尔松吞咽技术：喉部可上抬的患者，喉上抬时保持数秒并感受喉结上抬；喉部上抬无力的患者，治疗师助其喉上抬并保持。作用是改善整体吞咽的协调性。

（5）Masake训练法（舌制动吞咽法）：吞咽时将舌尖稍后的小部分舌体固定于牙齿之间或治疗师用手拉出一小部分舌体，然后让患者做吞咽运动，使患者咽壁向前收缩。适用于咽后壁向前运动较弱的吞咽障碍患者。不良影响是呼吸道闭合时间缩短，吞咽后食物残留增加，咽吞咽启动更加延迟，故此方法不能运用于直接进食食物过程中。

（6）Shaker训练法：让患者仰卧于床上，尽量抬高头，但肩不能离开床面，眼睛看自己的足趾，重复数次。患者看自己的足趾抬头30次以上，肩部离开床面累计不应超过3次。

作用是有助于增强上食管括约肌开放的肌肉力量，减小下咽腔食团内的压力，使食团通过上食管括约肌入口时阻力较小，从而改善吞咽后食物残留和误吸。

（二）感觉促进综合训练

对于吞咽失用、食物感觉失认、口腔期吞咽起始延迟、口腔感觉降低或咽部期吞咽延迟启动的患者，通常在进食吞咽前增加口腔感觉训练，其方法包括：

1. 压觉刺激　进食时用汤匙将食物送入口中，放在舌后部，同时增加汤匙下压舌部的力量。

2. 味觉刺激　给患者酸的或有较强烈味道的食物，给舌以味觉刺激。

3. 冰刺激　吞咽反射延迟或消失是吞咽障碍患者常见的症状，冰刺激可有效地提高软腭和咽部的敏感度，使吞咽反射容易发生。用冰棉签轻触患者软腭、腭弓、咽后壁及舌后部，训练时棉签应大范围（上下、前后）、长时间地接触需刺激的部位。

（三）摄食直接训练

直接训练（摄食训练）的适应证是患者意识状态清醒、全身状态稳定、能产生吞咽反射、少量吸入或误咽能通过随意咳嗽咳出。

1. 体位　由于口腔期及咽期同时存在功能障碍的患者较多，因此开始训练时，应选择既有代偿作用且又安全的体位。一般让患者取躯干 30° 仰卧位，头部前屈，偏瘫侧肩部用枕头垫起，辅助者位于患者健侧。此时进行训练，食物不易从口中漏出，有利于食块向舌根运送，还可以减少其向鼻腔逆流及误咽的危险。颈部前屈也是预防误咽的一种方法，因为仰卧时颈部易呈后屈曲，使与吞咽活动有关的颈前肌群紧张，喉头上举困难，容易发生误咽。

注意适于患者的体位并非完全一致，实际操作中应该因人而异，予以调整。

2. 食物的选择　食物的形态应根据吞咽障碍的程度及部位，本着先易后难的原则来选择。容易吞咽的食物其特征为：柔软、密度及性状均一；有适当的黏性、不易松散；易于咀嚼，通过咽及食管时容易变形；不易在黏膜上滞留等。应根据患者的具体情况及饮食习惯进行选择，兼顾食物的色、香、味及温度等。

3. 一口量　即摄食时最适于患者吞咽的每次入口量，正常人的每次入口量约为20ml。对患者进行训练时，如果一口量过多，不是从口中漏出，就是引起咽部残留，导致误咽；反之，一口量过少，则会因刺激强度不够，难以诱发吞咽反射。一般先以小量试之（3～4ml），然后酌情增加。因此，开始进食时，餐具采用薄而小的勺子为宜。

4. 调整进食速度　指导患者以较常人缓慢的速度进行摄食、咀嚼和吞咽。一般每餐进食的时间控制在 45 分钟左右为宜。

5. 辅助吞咽动作　可训练患者通过以下方法去除滞留在咽部的食物残渣。

（1）空吞咽：当咽部已有食物残留，如继续进食，则残留积累增多，容易引起误咽。因此，每次进食吞咽后，应反复做几次空吞咽，使食块全部咽下，然后再进食。

（2）交互吞咽：让患者交替吞咽固体食物和流食，或每次吞咽后饮少许水（1～2ml），这样既有利于激发吞咽反射，又能达到去除咽部滞留食物的目的。

（3）侧方吞咽：咽部两侧的梨状隐窝是又一处吞咽后容易滞留食物的部位，通过颏部指向左、右侧点头样吞咽动作，可去除并咽下滞留于两侧梨状隐窝的食物。

（4）点头样吞咽：会厌上凹是另一处容易残留食物的部位。当颈部后屈，会厌上凹变得狭小，残留食物可被挤出，反复进行几次形似点头的动作，同时做空吞咽动作，便可除去残留食物。

（四）电刺激治疗

电刺激治疗作为吞咽障碍治疗的重要手段已被广泛应用，目前临床较为常用的是神经肌肉电刺激治疗，其次为肌电生物反馈技术治疗。

1. 低频电刺激治疗　使用频率小于1000Hz的电刺激治疗，目前临床上最常用的是Vital Stim 电刺激治疗仪，主要作用是强化肌力，帮助喉提升，增加咽肌收缩的力量和速度，增加感觉反馈和时序性。目前大型康复专科已广泛使用。

2. 适应证　各种原因所致的神经性吞咽障碍患者是该治疗的首选，其次为头颈部肿瘤术后，面、颈部肌肉功能障碍者。

3. 治疗参数　双向方波，波宽700ms，输出强度0～15mA，频率30～80Hz可调，治疗师根据患者的感觉调节输出强度。根据患者功能障碍的部位有四种电极放置方式，每次治疗时间30～60分钟，每天1次，每周5次。

（五）摄食吞咽障碍的综合训练

有摄食吞咽障碍的脑卒中患者仅有口腔功能训练是远远不够的，应积极采取综合训练，包括肌力训练、排痰法的指导、上肢的摄食动作训练、辅助工具的选择与使用、食物的调配、进食前后口腔卫生的保持等，凡是与摄食有关的细节都应考虑在内。因此，摄食吞咽障碍患者的康复训练需要在医师的指导下，言语治疗师、物理治疗师、作业治疗师、护士、营养师等密切配合，通力合作，才会取得满意的效果。可应用吞咽电刺激治疗仪等增强吞咽相关肌肉的肌力，促进吞咽动作的协调性，达到改善吞咽的目的。

（六）临床应用

1. 假性延髓麻痹吞咽障碍的治疗　假性延髓性麻痹所致的吞咽障碍占吞咽障碍的大多数，典型的是双侧上运动神经元病变。假性延髓性麻痹患者的吞咽肌肉力量可能稍弱或不协调，此种不同于下运动神经元损伤所致的吞咽障碍。

假性延髓性麻痹在口腔准备期、口腔期障碍严重，咀嚼、食块形成、食块移送困难。但吞咽反射仍有一定程度的存留。虽然移至咽部期后吞咽反射表现迟缓，但是一旦受到诱发，其后的吞咽运动会依次进行。这种时间差会引发误咽，而且常并发高级脑功能障碍，其症状有：不知进食顺序，重复相同动作，进食中呼吸控制差使误咽危险加大。

（1）首次进食训练：患者的病情稳定，状态清醒，能合作则首次实验性进食可以开始，理想状况是在鼻饲管去掉的情况下进行，因为鼻饲管有四个副作用：神经系统损害的情况下是一种机械性干扰；部分阻断了鼻腔气流而使吞咽更加困难；使口腔黏膜干燥而干扰吞咽过程；可使食物黏附在上面，在不适宜的时候落下或被吸入。

（2）食物选择：与麻痹性吞咽障碍相同，混合性食物刺激易激发假性延髓性麻痹吞咽障碍的吞咽反射。应该选用最大程度刺激感觉器官和黏度高易形成食团的食物。此类患者吞咽液体比固体食物更加困难，这是由于神经损伤后，吞咽活动缺少恰当的节律和反射而使液体进入咽部。多数患者适合密度高、柔软的固体食物，如鸡蛋、桃罐头等都是属于中等柔软度的食物。另外，也要考虑到用患者所喜爱的食物比较容易激发吞咽反射。食物不要过于甜或过于咸。黏性大、干燥、易掉渣的食物应避免食用。

注意不要用液体冲服固体食物，因为容易造成吸入，也不要把液体和固体食物一口吞下，因可以干扰脑干损伤患者的感受器，导致噎塞的发生。

（3）自主控制：选择正确的食物要与患者欠缺的自主控制相结合，因此，所有开始进食的患者都需要减少与自主控制无关的感觉输入，目的是能提供必要的大脑输入使吞咽安全。

首先减少能转移患者在进食时注意力的环境因素，例如患者上肢摆放不舒服可以干扰患者专心进食。如疼痛应先服用止疼药物止疼。所有的辅助具应装配合适且工作正常，否则它们可能分散患者注意力，总之要尽量使患者感到舒适。

其次避免来自外部的原因，如其他患者、工作人员、电视、收音机等都可以干扰患者的吞咽过程。

（4）进食过程：患者可以端坐，头部向前，颈部弯曲。治疗人员要避免过多地解释，特别是对伴有语言障碍的患者，只要让患者知道是协助他进食即可。进食时每次餐具所放的食物是平时的中等量大小（约15ml），如果在进食前让患者闻一下食物，更有助于口腔的进食准备。对患者如何完成进食过程，包括吞咽反射的引出都应立即评价。在进食过程中可以给一些提示，有时需要用言语或手势提示咀嚼、吞咽等。提示的重要意义是让患者本人知道所做的运动已经完成，该马上进行下一项。不断强化正确的行为，有利于治疗效果的保持。治疗人员应仔细观察每一次吞咽过程，要特别注意喉上抬的运动。如果患者出现疲乏或失去兴趣，应暂时停下来。重症患者需要较长时间才能完成一餐，时间过长食物变凉，缺乏刺激而使患者失去食欲，可以采取少量多餐的办法解决。

2. 真性延髓麻痹性吞咽障碍的治疗

延髓性麻痹是由损害脑干部延髓吞咽中枢的病灶引起的，吞咽障碍主要发生在咽部期，吞咽反射的诱发极其微弱甚至消失。在先行期、准备期，甚至口腔期没有障碍或障碍轻微，往往误咽情况突出。代表性疾病是 wallenberg 综合征。由于喉部抬高不够，且食管入口处呈现失弛缓状态，导致食物在咽部滞留，常发生吞咽后的误咽。

（1）治疗时机：虽然吞咽治疗的目的之一是避免长期使用鼻胃管进食，但是后者在医疗初期仍十分必要。因为它提供了营养物质，使患者拥有足够的体力，以便患者能够恢复到由口提供营养。在急性期进行吞咽治疗时，应在医生认为患者的病情允许后方可进行。当吞咽评定显示患者有适当的自我保护，有咳嗽反射，且喉能上举时，即可开始治疗。

（2）治疗方法。

交流　训练之前，应在治疗人员和患者间建立尽可能有效的交流手段，以利于吞咽的治疗。交流中可以用回答是/否、言语、文字、交流图板及一切可用于交流的手段。

食物选择　如吞咽反射丧失或很弱，对于伴随脑干病的患者需要用大量的食物刺激反射的出现。建议使用能增加味觉、压力感觉和质地紧密的食物。一些蔬菜汁、苹果汁、汤等几乎全然没有这些刺激，当肌肉力量减弱时这些液体式的食物在口腔很难被控制，下运动神经元病变的患者对于这些食物很难启动刺激。一些有环咽肌运动失调的吞咽麻痹患者，如果反射已产生，软食和液体进入食管比较容易，但进食固体食物常梗阻，这时应用较大的食团常常可以改善其功能。一般情况下，下运动神经元损伤的吞咽障碍患者应避免食用通过咽部易掉碎渣的食品。

增加肌肉力量　如果患者不能安全地饮用液体，固体食物又不能进入食管时，应该教会患者掌握比较容易的经口吞咽鼻胃管。在口腔内通过管子对舌和咽肌的刺激，刺激无力肌肉的收缩。患者吞咽胃管不仅可以自己管理营养，同时也增加了吞咽食物所需的营养、水、药物，又避免了鼻饲的困扰。在这种训练中，患者利用舌和面肌的力量，使管子向后移动以及试图使喉上举。经口吞咽胃管本身也是增加肌力的训练。另外，如果患者状态允许，应鼓励患者每日进行舌肌前伸、左右摆动、旋转的训练，逐步增加舌肌的力量。面肌无力的患者要做突唇、展唇、鼓腮、缩唇的训练。

自主控制　大多数吞咽麻痹患者保留了智力和吞咽肌肉的自主控制能力。这种能力可以利用在进食的训练中，当治疗进展到可以用食物和液体刺激吞咽时，患者的注意力可以集中在味觉、感觉和食物的温度上。

一旦食物在口腔内向后移动，患者应集中精力吞咽。一个食团虽不能使肌力减退的肌肉产生运动，但却时常可以激发一次吞咽反射。还可以教患者在每次吞咽时，有意识地屏住呼吸，在完成吞咽后，轻轻地咳嗽，这种方法有助于保护呼吸道。

本 章 小 结

本章主要讲述吞咽过程、吞咽障碍的概念、表现、分型，吞咽障碍的评定和治疗。临床上神经肌肉疾病尤其是脑血管疾病导致的吞咽障碍最为常见。对可能有吞咽障碍的患者要仔细筛查，进行包括与吞咽有关的口颜面功能评估、摄食-吞咽过程评估和仪器评估，认真判断其是否存在吞咽障碍和吞咽障碍的程度，并依此制订治疗计划。对吞咽障碍的患者进行康复训练时一定要注意患者的情况是否允许，要在安全的情况下开展必要的、有计划的功能训练、综合训练和摄食直接训练，使患者逐步提高吞咽能力。

习 题

扫码"练一练"

一、选择题（以下每一道题下面有 A、B、C、D、E 五个备选答案，请从中选择一个最佳答案）

1. 与吞咽障碍有关的解剖结构不包括

A. 口腔　　　　　B. 舌　　　　　C. 咽喉　　　　　D. 鼻腔

E. 会厌

2. 吞咽困难是

A. 食物从口腔运送到食管的过程出现障碍

B. 食物从口腔运送到胃的过程出现障碍

C. 搅拌成块的食物自口中进入胃部过程中发生困难

D. 食物从咽喉运送到胃的过程出现障碍

E. 将食物送入口中过程发生困难

3. 关于吞咽障碍的患者进食时采用仰卧位，不正确的叙述为

A. 仰卧时颈前肌群紧张

B. 食物流动太快易引起误咽

C. 此时气管位在食管下方容易误咽

D. 如患者不方便采用其他体位，则在进食时可把患者头部转向侧面

E. 不利于咀嚼

4. 不属于吞咽障碍的特点为

A. 饮水呛咳　　　B. 口咽肌无力　　　C. 误吸　　　　　D. 食物残留

E. 理解困难

5. 最方便常用的检查吞咽功能的试验是

A. 洼田饮水试验   B. X 线造影录像   C. 肌电图检查   D. 咽下内压检查

E. 声门电图检查

6. 吞咽障碍的评定内容一般不包括

A. 初步观察   B. 饮水试验   C. X 线造影录像   D. 心肺功能评定

E. 认知评定

7. 目前最可信的误咽评价检查方法

A. 饮水试验   B. 反复唾液吞咽测试

C. 录像吞咽造影法   D. 内镜

E. 冷刺激实验

8. 下列哪项不是吞咽障碍的不良后果

A. 吸入性肺炎   B. 脱水   C. 肌张力增高   D. 营养不良

E. 以上都是

9. 神经性吞咽障碍咽期障碍最常见症状的是

A. 感觉固体食物卡住   B. 呛咳

C. 流口水   D. 咀嚼不当

E. 食物进食后喷出

10. 关于吞咽障碍的摄食训练,下列说法不正确的是

A. 进食体位,一般选择半卧位及坐位下配合头颈部运动

B. 严禁在水平仰卧及侧卧位下进食

C. 食物性状选择以先易后难为原则

D. 进食最好定时定量,按一定比例进行

E. 容易吞咽食物的特征为密度均一、流质

11. 关于吞咽障碍患者进食体位,下列描述不正确的是

A. 开始训练时,应选择既有代偿作用且又安全的体位

B. 一般让患者取躯干 30° 仰卧位,头部前屈

C. 辅助者位于患者健侧

D. 仰卧颈部后屈

E. 偏瘫侧肩部用枕头垫起

12. 全喉切除者术后初次进食时,不正确的是

A. 先用糊状食物   B. 少量多餐

C. 取端坐位,头前屈 30°   D. 先用流质饮食

E. 食物吞至舌根部时屏住气,以食指堵住气管造口再咽下,作几次吞咽动作

13. 一口量即最适于患者吞咽的每次入口量。正常人的每次入口量约为

A. 5ml   B. 10ml   C. 15ml   D. 20ml

E. 25ml

14. 有助于除去残留在咽部食物的训练措施

A. 咽部冷刺激   B. 舌制动吞咽法   C. 声门闭锁训练   D. 摄食训练

E. 以上都是

15. 吞咽障碍患者进食训练食物选择要求

A. 密度均匀   B. 有适当黏性   C. 容易变形   D. 易松散

E. 有一定硬度

16. 患者，58 岁，主要表现为饮水呛咳，吞咽困难，构音障碍，头颅 MRI 示脑干多发性梗死。该患者进行吞咽动作训练应采用

A. 半流食物　　　　B. 糊状食物　　　　C. 普通食物　　　　D. 流质饮食

E. 水

17. 某男，48 岁，脑干损伤，饮水有呛咳，进干性食物时食团在口腔停留时间长不能咽下，此患者的吞咽困难为下列哪一时期

A. 口腔前期　　　　B. 口腔期　　　　　C. 咽期　　　　　　D. 食管期

E. 食管后期

18. 假性延髓麻痹和延髓麻痹导致的吞咽障碍，区别不包括下列哪一项？

A. 损伤部位不同　　　　　　　　　　B. 都存在病理反射，但表现不同

C. 精神状态不一　　　　　　　　　　D. 影响吞咽阶段不同

E. 咽反射存在或消失

19. 吞咽失用是指

A. 吞咽不能　　　　B. 容易呛咳　　　　C. 咽期吞咽障碍　　D. 食管期吞咽障碍

E. 口头指示后吞咽不能启动

20. 下列哪项不属于吞咽功能的训练

A. 腹式呼吸训练　　B. 声门闭锁训练　　C. 颜面表情训练　　D. 温热刺激

E. 冷刺激

二、思考题

脑卒中患者，发病半个月左右，右侧上下肢肌力下降，感觉减弱，现卧床居多，饮水有较明显呛咳，难以进食。

此类患者可以考虑为哪种类型的吞咽障碍？

现阶段吞咽训练计划应如何制定？注意事项有哪些？

（梁丹丹）

第六章

语言发育迟缓

学习目标

1. **掌握** 语言发育迟缓的定义、临床表现；汉语儿童语言发育迟缓评价法；语言发育迟缓训练的原则、目标及方法。

2. **熟悉** 语言发育的阶段；语言发育迟缓的病因；语言发育迟缓的评定目标、程序；语言发育迟缓的评定方法。

3. **了解** 前语言阶段，语言发育迟缓训练现代技术的应用。

4. 学会规范地开展儿童语言发育迟缓诊疗活动。

5. 具有关爱儿童意识，能与患儿及家属进行沟通，开展健康教育；能与相关医务人员进行专业交流与团结协作开展医疗工作。

第一节　正常儿童语言发育顺序

有研究表明，儿童到了 5 岁左右，语言系统就已基本完善，所以婴幼儿期是儿童语言发育的关键时期。儿童语言发育可分为前语言阶段（0～1 岁）和语言的发生发展阶段（1 岁以后）。

一、前语言阶段

一般把从婴儿出生到产生第一个具有真正意义的词之前的这一时期（0～12 个月）划为前语言阶段，是语言的准备阶段。在此期间，婴儿的言语知觉能力、发音能力和对语言的理解能力逐渐发展起来。

1. 简单发音阶段（0～3 个月） 哭叫是婴儿第一个月的主要发音，在这个月内，婴儿学会了调节哭叫的音长、音调和音高。2 个月时婴儿会出现"哦、哦"的喉音来吸引抚养者的注意。此期婴儿的发音大多为简单的元音。这一阶段的婴儿辨音水平相当高，研究表明，新生儿在 0～3 个月这一时期形成了感知辨别单一语音的能力。出生 12 天的新生儿能以目光凝视或转移、停止吮吸或继续吮吸、停止蹬腿或继续蹬腿等身体行为对声音刺激做出不同的反应。这种反应可以解释为是人生语言感知的第一步，是将语音从其他各种声音中分化出来的一种基本能力。出生 24 天的婴儿能够对男人声音和女人声音、抚养者和不熟悉者的声音做出不同的反应。婴儿主要是通过说话者的音高、音量和音色感知语言，为以后语言的产生和发展奠定基础。

扫码"学一学"

111

2. 连续音节阶段（4～8 个月） 4 个月以后儿童进入咿呀学语阶段，从这个时候到 1 岁起儿童常对着玩具或者镜子中的自己发音，表现出交往的愿望。这个阶段儿童发音量大增，发音内容大多是以辅音和元音相结合的音节为主，并且有一个从单音节发声过渡到重叠多音节发声的过程，如 ou－ma－mama，ba－baba－ba 等。而且发音大多是对成人社会性刺激的反应，在与成人交往过程中出现学习交际规则的雏形，能听懂简单的词、手势和命令。此阶段婴儿开始学习辨调，能分辨愤怒与愉悦的声音，也能分辨熟悉和不熟悉的声音。

3. 学话萌芽阶段（9～12 个月） 这一阶段儿童不同的连续音节明显增加，而且不只是单一音节的重复，近似词的发音增多，音调也开始多样化，同时婴儿也开始模仿一些非语言的声音或成人发出的声音，这些标志着婴儿学说话的萌芽。

二、语言的发生发展阶段

经历了近一年的语言准备阶段，儿童开始进入学习口语的全盛时期。这个过程可以分为单词句阶段、双词句阶段、电报句阶段、简单句阶段和复合句阶段，各阶段之间的界限具有过渡性，有相互重叠的部分。

1. 单词句阶段（13～18 个月） 13～18 个月的儿童语言的发展主要体现为对语言理解的发展，所以也称作理解语言阶段。在这一阶段，儿童往往用一个单词表示一个句子，我们称之为单词句。比如孩子说"饼干"，可能指要吃饼干，也可能是告诉妈妈饼干吃完了或者是饼干掉地上了等等，总之，这时候的语言具有很强的情境性。虽然儿童在这一阶段说出的话很少而且比较简短，但是他们理解的要比说出的多得多。比如：儿童可能把小猫、小兔、衣服毛领……都叫作"毛毛"，但如果拿出这些物品的图片，问他哪是小白兔，哪是小猫，他都能指认出来。

2. 双词句阶段（19～24 个月） 婴幼儿到 1.5 岁左右开始说出由两三个词组合起来的语句，如"妈妈鞋""宝宝帽帽"等等，这一时期是言语的积极活动时期，随着儿童词汇量的扩大，儿童说话更加主动，出现"词语爆炸现象"。比如 18 个月的儿童经常挂在嘴边的是 20 个左右的单词，到 21 个月时能说出 100 个左右的单词。婴幼儿理解的词汇越来越多，每天都在增加新的词汇，对名词和动词的理解在本阶段出现飞跃。婴幼儿已经可以脱离具体情境，准确地把词与物体或动作联系起来。

3. 电报句阶段（25～30 个月） 儿童从 2.5 岁开始进入电报句阶段，这时双词句以及经过有限扩展的多词句虽较单词句明确，但其形式是断续的、简略的、结构不完整的，类似成人的电报文本，因此称为电报句。这一阶段，婴幼儿语言中的单词句和双词句的使用频率仍然很高，但已经出现了有三四个词构成的多词句和更长的句子。在多词句中，构句的单词以几种不同的方式组合在一起，形成各种各样的语法结构。相对于成人语法来说，婴幼儿这一阶段的语句仍然比较简单，构句的单词仍主要是实词。

4. 简单句阶段 简单句指语法结构完整的单句，分为简单单句和复杂单句两种，句子根据语气可分为陈述句、疑问句、祈使句和感叹句四类，儿童最初产生的大多为陈述句。

简单单句出现的明显标志是各种修饰语的出现。2～2.5 岁的儿童能使用一定数量的简单修饰语，如"两个娃娃玩积木""宝宝在吃糖"等。3 岁左右，儿童开始使用较复杂的名词性结构"的"字句和"把"字句，如："这是我的玩具""我把苹果给宝宝"。与此同时，还出现了较复杂的时间及地点状语，各种语气词也开始出现，如："你坐到沙发上去吧""这有什么了不起啊"。3.5 岁是儿童简单单句发育的关键期，此期单句中使用复杂修饰语的句数和修饰语的种类增长速度最快。

复杂单句的特点是出现了复杂短语充当谓语或其他句法成分的结构。如2～6岁的儿童语言中出现"小朋友看见了就去告诉老师""老师教我们画画""我看见他在哭"等。

儿童各种单句发育的顺序大致是不完整句→具有主－谓、谓－宾、主－谓－宾、主－谓－补等结构的无修饰语单句→简单修饰语单句、主－谓－双宾语句、简单连动句→复杂连动句、兼语句→主语或宾语含有主－谓结构的句子。

5. 复合句阶段 2.5岁儿童的语言中就已有少量复合句出现，与简单句并行发展，到5岁就已发育得较为完善了。复合句阶段的特点是儿童可以将两个单句根据它们之间的逻辑关系排列成句。早期复合句结构松散，缺少关联词语，3岁前使用的关联词语有"还有""也""又""就"；3.5岁增加"只好""非要""偏要"；5～6岁出现"因为""结果""为了""反正""其实""要不然""原来""如果"等。

当然，儿童语言的发展有个体差异，不同儿童，某个阶段或某个新特点出现的时间有早晚之分，有的相差十天半月，有的则可达两三个月之久。

第二节　语言发育迟缓概述

一、定义

语言发育迟缓，是指儿童在发育过程中，其语言发育未达到与其实际年龄相应的水平，不包括由听力障碍而引起的语言发育迟缓及构音障碍等其他语言障碍类型。这类儿童的语言发育遵循正常发展顺序，但比正常速度要慢。

考点提示 ▷ 儿童语言发育迟缓的定义。

二、病因

造成语言发育迟缓的原因很多，目前比较明确的有以下六个方面：

1. 智力发育迟缓 该类型在语言发育迟缓中占比最大，也称精神发育迟缓，其定义为：儿童在发育期间整体智力较正常平均水平有显著降低，并伴有适应性行为障碍。诊断标准如下：

（1）智能低下，比正常平均水平低两个标准差以上，IQ的值不足70；

（2）存在与实际年龄不相符的社会适应行为障碍；

（3）在发育期（18岁以前）出现。

智力发育迟缓儿童，语言的理解和表达方面都比正常儿童迟缓一些，一般来说，表达障碍较理解障碍更为严重。已知引起智力发育迟缓的原因有染色体异常，胎儿期感染性疾病，新生儿窒息及重症黄疸等围产期障碍，脑炎及脑膜炎，先天性代谢异常，脑肿瘤等，但多数患者仍原因不明。

2. 听觉障碍 听觉在语言模式中占首要地位，听觉障碍儿童由于不能充分接受语言刺激，无法形成完整的听觉言语链，在这种情况下对语言信息的理解和表达必然会受影响。一般来说其语言障碍程度与听觉障碍程度相平行。

3. 社交障碍 儿童的语言是在生活实践中、在与人的交往中发展起来的。如果对语言交流对象的存在及语言刺激本身漠不关心，则会导致儿童早期共同注意能力和模仿能力缺乏，影响语言发育。孤独症（自闭症）儿童即是最典型的病例。

4. 受语言学习限定的特异性障碍

（1）发育性运动性失语：是指语言的理解能力与年龄相符，但语言的表达能力受影响，此类病例预后较好。

（2）发育性感觉性失语：是指先天性对语言的理解和表达同时出现极度的迟缓，这类患儿语言发育预后不理想。

5. 语言环境的脱离　儿童在语言发育的早期（2 岁以前），被剥夺或脱离语言环境，无法接触到语言刺激，也可以导致语言发育障碍。例如：兽孩。

6. 构音器官的异常　是指以脑性瘫痪为代表的运动性疾病以及以腭裂为代表的器质性病变等，这些疾病会阻碍语言的表达，引起语言发育迟缓。

考点提示　儿童语言发育迟缓的病因。

三、临床表现

1. 开始说话迟　过了说话的年龄仍不会说话，普通儿童基本在 1.5 岁左右开始说话，而大部分语言发育迟缓儿童在 2～3 岁期间才开始说话，有的甚至要到 4 岁或者更晚才会开始说话。

2. 语言发展慢或停滞　开始说话后，与同龄普通儿童的语言发展速度相比要慢，甚至出现停滞。

3. 只能用单词交流，不会用句子表达　部分儿童因口语表达能力低下，或伴有发音异常，经常用示范、手势、模仿动作等作为代偿交流方式，这类儿童词汇量少、讲话过短、句子结构幼稚、语法错误多见。

4. 语言技能低下　部分儿童虽然会说话，但由于语言内容贫乏，或不能很好地展现其掌握的语言能力，使儿童往往不能清楚地表达自己的意图，阻碍了与他人之间的沟通。

5. 词汇和语法应用均低于同龄儿　一些语言发育迟缓儿童往往只能表达单一且固定的内容，如日常生活物品或家人的称谓等，或回答问题时出现鹦鹉学舌等表现。还有些儿童语法知识匮乏，至三四岁时还只能说两三个字的短语，甚至五六岁时才会说简短的、内容贫乏、不合语法的句子。

6. 语言理解困难和遵循指令困难　有些语言发育迟缓儿童不能理解词义或不会用词语表达其意思。

7. 行为障碍　除了上述语言障碍，多数患儿还伴有行为问题，如与别人缺少目光接触，不愿意与人交流，烦躁、多动，注意力不集中，不与小朋友玩，自伤等行为方面的表现。

考点提示　儿童语言发育迟缓的临床表现。

第三节　语言发育迟缓的评定

语言发育迟缓的评定方法很多，目前在国际上尚无统一的检查方法，且各种检查方法也各有利弊。在众多的检查方法中，有的是专门用来检查儿童语言发育水平的，如日本语

扫码"学一学"

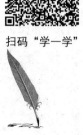

言发育迟缓委员会编制的"语言发育迟缓检查法"，美国皮博迪图片词汇检查，美国伊利诺斯心理语言能力测验。有的是有关智力检查的，在智力检查中设定与智力密切相关的语言功能测试题，以此来测验语言发育水平，如韦氏学龄儿童智力检查量表，韦氏学龄前儿童智力量表等。此外还有格塞尔发育诊断量表、丹佛发育筛查测验（DDST）等。

一、评定目的

1. 确定有无语言发育迟缓，判断语言发育迟缓的类型，衡量语言发育迟缓的程度，发现造成语言发育迟缓的原因。

2. 根据评定结果制订康复治疗计划，评价治疗效果，调整治疗方案，帮助判别预后。

二、评定流程

语言发育迟缓的评定涉及多学科多专业的知识，其基本的评定程序如图6-1所示。

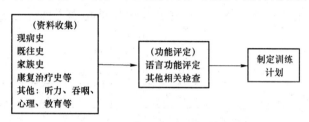

图6-1　言语发育迟缓评价流程图

韦氏学龄前儿童智力测验记录表

格塞尔发育诊断量表

丹佛发育筛查测验

三、评定内容

1. 病史采集　需要了解与儿童语言发育迟缓相关的情况，包括主诉、现病史、既往史、家族史、康复训练史等，主要通过问诊从家长或看护人员处获得。

（1）主诉：语言发育迟缓的主要症状及发生时间。

（2）现病史：要尽量详细地询问患儿原发病的情况以及进展情况，病情程度，发病后对语言的影响和语言发展速度，是否接受过语言相关的检查、治疗、训练及其效果等。

（3）既往史：主要记录儿童出生时的有关情况，如是否足月出生、分娩方式、胎次、产次、出生时的体重、生后有无窒息和黄疸情况等，必要时还要详细询问母亲妊娠的情况。生长发育史方面要询问患儿的发育情况，重要发育指标包括患儿抬头、坐、爬、叫爸爸和妈妈的月龄或年龄，还要询问儿童出生后由谁抚养以及关系等。以往曾得过什么疾病，尤其是能够影响言语输入、输出及言语产生的。此外还应了解患儿的语言环境是否良好，生活习惯方面要询问儿童的生活是否规律，平时的兴趣和是否有特殊的爱好，某一阶段患儿的性格是否有较大的转变和表现等。

（4）家族史：主要询问家庭成员中是否有与患儿类似表现、父母及亲属是否有遗传病史、父母及看护者的文化程度以及与患儿的关系和家长对儿童的态度（严厉、宠溺、干预过多或放任不管）等。

（5）康复治疗及训练史：询问患儿来医院以前是否接受过针对性的康复治疗和训练，治疗或训练的情况如何及治疗时间和效果。

以上内容对于正确评定患儿的语言情况，推测预后以及判断采取哪种训练方式是很重要的。为了方便检查，可以将需要了解的主要内容制成表格，这样既省时间又不易遗漏重要资料。

2. 语言及相关专业情况检查 通过进行有关语言评定，了解语言发育迟缓儿童的语言发育年龄与实际生理年龄的差距，以及语言发育迟缓的现状与性质。另外，还要尽量了解相关专业和学科的情况，比如儿童的整体发育情况、吞咽和咀嚼能力的发展、是否有吞咽困难等；听力情况要了解是否曾经检测听力及其结果；心理方面要注意儿童的性格特点、情绪变化、注意力、社会适应性能力发展、智力等。

评定并不限于初诊时全部完成，可以在指导和训练过程中更全面地掌握患儿病情的情况下，逐步完成全部评定。

四、评定方法

1. 语言行为评定 语言行为的评定大体上是从三个方面，即语法学、语义学、语用学来进行。这也就是美国心理学家 Bruner 所说的：①语言的构造形式（form）；②辨别、记忆的产生、范畴化等的内容（content）；③交流关系的建立、维持、展开等使用（use）方面。在汉语儿童语言发育迟缓评价法（S－S法）中这些分别被称为语言行为的3个侧面（表6－1），三方面之间的关系如图6－2。

表6-1 语言行为的三个侧面

语言行为的侧面	内　容
语言行为的基础	辨别、记忆的产生（认知）
构造性侧面	符号形式－指示内容关系（构造、语法、意思）
机能性侧面	交流态度

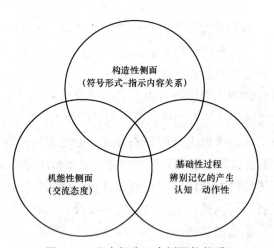

图6-2 语言行为三个侧面的关系

2. 汉语儿童语言发育迟缓评价法 汉语儿童语言发育迟缓评价法是根据符号形式－指示内容关系（sign-significate relations，S－S）制定的方法，由日本音声言语医学会语言发育迟缓委员会小寺富子等经过多年临床研究、观察，经过修订后制作而成。中国康复研究中心语言治疗科于1990年在原检查法的原理基础上，根据中国汉语体系制作成中国康疗研究中心版检查法，与原检查法相比改动不大，经临床实践证明，此检查法在临床应用上是切实可行、方便可靠的检查法。

3. 其他相关检查

（1）听力检查：儿童对声音反应很差时，必须鉴别是听力障碍还是注意障碍所致，所以对于每个语言发育迟缓儿童都要进行听力检查，有条件的先进行 500～4000Hz 频率的筛查，如发现听力问题再进行详细的听力检查。听力检查方法有很多，可根据儿童年龄和发育情况选择合适的检测方法。

（2）皮博迪图片词汇检查（Peabody picture vocabulary test，PPVT）：适用年龄为 2.5～18 岁，是一套测试词汇理解能力的筛查工具。全套测验共有 150 张黑白图片，每张图片有 4 个图，还有 150 个分别与每张图片内一个图词义相符的词，测验图片按从易到难的顺序排列。测验时测试者拿出一张图并说出一个词，要求被试者指出图片上的 4 个图哪一个是最和词意相符的，记录下被试者的反应结果，每答对一词记 1 分，连续 8 个词中错 6 个停止测试，最后根据被试者的成绩转化成智龄、离差智商或百分位等级，即可比较该被试者与同龄正常儿童之间的语言水平发育情况。整个测验要求 10～15 分钟内完成。

PPVT 的优点是方法快速、简便，能在短时间内得出结果，有充分的内部一致性和再测稳定性，可用于大样本的筛查；同时，手册中列出标准误差表，与智能量表有一定的相关，可用于各种障碍的儿童。但因为 PPVT 只考虑到词汇的理解，而不涉及语言的表达，所以对儿童语言发育的水平很难做出系统完整的评定。

（3）伊利诺斯心理语言能力测验（Illinois test of psycholinguistic abilities，ITPA）：该检查由美国 1968 年第一次发表，以测查能力为主，并且从儿童交往活动的侧面来观察儿童的智力活动情况。整个检查由 10 个分测验构成，分别是：言语理解、图画理解、言语推理、图画类推、言语表达、动作表达、作文、构图、数字的记忆、图形记忆。适用年龄为 3～8 岁 11 个月。ITPA 对于探明精神发育迟滞儿童、语言发育迟缓儿童语言心理的个别差异特别有效。

（4）韦氏学龄儿童智力检查修订版（WISC－R）：美国 1949 年制定 WISC，1974 年修订为 WISC－R，中国 1982 年引进该智力测验。该测验分为语言测验和操作测验两个部分，共 12 个分测验。每个分测验完成后都可算成标准分（量表分），可以和正常儿童的水平相对照，同时各个分测验之间也可以进行对照。每一项分测验的成绩相加即为总量表分，由总量表分可以查出该儿童的离差智商，全面掌握儿童的智力发展情况。适用年龄为 6～16 岁。

（5）韦氏学龄前儿童智力量表（WPPSI）：美国 1963 年制订，该测验也是分成语言测验和操作测验两部分，每部分又分成若干个分测验。结果统计和 WISC－R 基本一致，结果也用离差智商表示，同时还可评定儿童整体智力发育的情况。适用年龄为 4～6.5 岁。

（6）格塞尔（Gesell）发育诊断量表：适用于 4 周～6 岁儿童。该量表包含儿童行为发育的 5 个方面：适应性行为、大肌群运动、小肌群运动、言语行为、个体和社会行为，结果以发育商表示。该量表除可判断语言发育水平，还可评价儿童整体发育状况。

（7）构音障碍检查：部分语言发育迟缓儿童可能存在发音和言语困难，因此，需要判断患儿哪些音不能发，发哪些音时出现歪曲、置换等，并要掌握其问题出现的原因是否为运动障碍，特别是口、舌的运动功能障碍或发声时间、音量、音调的控制障碍；另外还要评定患儿的口腔感觉能力等。

五、汉语儿童语言发育迟缓评价法

本书着重介绍专门用于检查儿童语言发育水平的检查方法——汉语儿童语言发育迟缓检查法，又称"S－S 语言发育迟缓检查法"，以下简称"S－S 法"。

（一）原理

从认知研究的角度，一般将语言行为分为语法、语义、语言应用三方面。S-S 法是依照此理论对语言发育迟缓儿童进行评定的，在此检查法中对"符号形式与指示内容关系"、"基础性过程"和"交流态度"三方面进行评定，并对其语言障碍进行诊断、评定、分类和针对性的治疗。

（二）适应证与适应年龄

S-S 法适用于各种原因引起的语言发育迟缓，除外病因为听力障碍所致。原则上适合 1.5 岁~6.5 岁的语言发育迟缓儿童，有些儿童虽年龄已超出此范围，但其语言发展的现状如未超出此年龄段水平，也可应用。

（三）评定内容与顺序

检查内容是对符号形式与指示内容关系、基础性过程、交流态度三个方面进行综合评定，但以言语符号与指示内容的关系评定为核心，其比较标准分为 5 个阶段，见表 6-2。将评定结果与正常儿童年龄水平相比较，即可判断儿童是否语言发育迟缓。

表 6-2 符号形式与指示内容关系的阶段

阶段	内 容
阶段 1	对事物和事物状态理解困难
阶段 2	事物的基础概念
2-1	功能性操作
2-2	匹配
2-3	选择
阶段 3	对事物用符号理解表达
3-1	手势符号（象征性符号）
3-2	言语符号　幼儿语（象征性符号）
	成人语（任意性符号）
阶段 4	词句，主要句子成分
4-1	两词句
4-2	三词句
阶段 5	语句，语法规则
5-1	主动语态
5-2	被动语态

1. 阶段 1　事物、事物状态理解困难阶段。此阶段儿童对语言尚未掌握，并且对事物、事物状态的概念尚未形成，对外界的认识尚处于未分化阶段。此阶段儿童对物品的抓捏、敲打、摇晃、舔咬一般为无目的性的。例如，拿起勺子不是为了吃饭，而是放到桌上敲打，或放到嘴里啃咬，甚至扔到地上等等。此时的儿童对于自己的需求也不能用某种手段来表达与实现，在日常生活当中常可见到他们毫无目的地摇晃、哼唱，或玩耍中毫无缘由地拍手笑，或突然哭、闹、扔东西等反复的自我刺激行为。

2. 阶段 2　事物的基础概念阶段。此阶段的儿童也是语言尚未获得阶段。但是与阶段 1 不同的是，此阶段儿童对事物开始概念化。如能根据常用物品的功能大致进行操作，对事物的状况也开始能够理解，并且能将人领到物品的面前，利用呈现物品的行动来表达自己的要求。虽然都是阶段 2 的儿童，但其发育水平也存在高低不同，因此该阶段的评价又分出 3 个亚项阶段，即阶段 2-1 事物的功能性操作；阶段 2-2 匹配；阶段 2-3 选择。其中匹配与选择尽管都是利用示范项进行操作，但因为检查顺序不同，对儿童功能要求也不同，因此分为 2 项。

（1）阶段 2-1：事物的功能性操作。此阶段的儿童开始能进行对事物的功能性操作。例如，由原来拿起水杯就乱敲乱打发展到能握住手柄送到嘴里，原来拿起电话就乱拨乱打发展到能将电话听筒放到耳朵上做打电话状等，此阶段儿童在日常生活中经过帮助与促进，对事物的功能性操作还是可以完成的。检查分三项进行，即：实物，配对实物，镶嵌板（见表 6-3）。

（2）阶段 2-2：匹配。此阶段儿童对成对事物能够辨别出事物 A 与事物 B 之间的差别，能在规定范围之内进行比较匹配成对事物，如电话-听筒；茶壶-茶杯；鞋子-袜子等。此阶段与阶段 2-1 不同点在于，阶段 2-1 的儿童对各种事物只能进行单一操作，尚不能进行辨别，如同时给予事物 A 与事物 B，那么只能反应一方。而阶段 2-2 的儿童则能同时辨别 2 个以上成对事物，并能完成辨别、比较、匹配等操作。平时在日常生活中也能够观察到匹配行动的体现，如能够将衣服放到衣柜里，将玩具放到玩具柜或玩具箱子里，这些行动就是匹配行动。检查也分三项进行，即：三种实物，三种成对实物，三种镶嵌板。

（3）阶段 2-3：选择。此阶段儿童能够根据他人给予的示范项，从几个选择项中将与示范项有关的成对事物选择出来。与阶段 2-2 不同点在于：匹配是儿童拿物品去匹配示范项，而选择则是在几种选择项中选择出 1 个与示范项成对的事物。例如检查者出示帽子、鞋、牙刷，然后拍拍玩具娃娃的头，看儿童能否选择出相关联的事物"帽子"。选择检查时，儿童与展示的示范项之间要有一定空间距离，以使儿童抓不到物品为宜。发育水平低的儿童视线转移很困难，那么示范项就起不到示范作用，因此选择行动很难成立。检查用具同"匹配"。

3. 阶段 3　事物的符号阶段。此阶段的符号形式与指示内容关系开始分化。语言符号大致分为 2 个阶段，即受事物特征限定的象征性符号——手势符号、幼儿语阶段；与事物的特征关联极少的任意性符号——成人语阶段。

本检查法将手势符号、幼儿语、成人语全部包括在阶段 3 里，但又分别做了具体的亚项分类：

（1）阶段 3-1：手势符号。此阶段儿童开始学习运用手势符号来理解与表达事物，可以通过他人的手势表现理解意思，还能够用手势向他人表示自己的要求，如摆摆手表示再见，伸出两手向前表示要抱抱等。

手势语与幼儿语都是象征性符号，但并不是同一层次的符号体系。从神经感觉回路来看，手势符号为视觉→运动回路，而幼儿语则为听觉→言语回路。视觉→运动回路无论从感觉还是运动，与指示内容的关系都是直接的、鲜明的、一目了然的。而听觉→言语回路，较视觉→运动回路反应复杂，难以掌握。所以在此检查法中将此两项分为阶段 3-1（手势符号）及阶段 3-2（言语符号）。

（2）阶段 3-2：言语符号。此阶段儿童能将言语符号与事物相联系。言语符号可以分为四种：①能用手势语、幼儿语、成人语三种言语符号表达，例如："剪刀"，用示指与中指同时伸开做剪刀剪物状（手势语）；手势语和"咔嚓、咔嚓"声同时（幼儿语）；"剪刀"一词（成人语）。②无幼儿语，只能用手势语及成人语表达的（例如："眼镜"）。③只能用幼儿语及成人语表达的（例如"公鸡"）。④仅能用成人语表达的（例如"爱"）。从语言发展的角度来看，理论上儿童是按①→②→③→④顺序来获得言语符号的。

在检查中，阶段 3-2 共选食物、动物、交通工具和生活用品方面 16 个词，身体部位 6

个词，动词 5 个词，表示属性的 2 个种类的词。阶段 3-1 手势符号的检查词汇中，使用的是阶段 2（事物的基本概念）中用的词汇以及阶段 3-2（言语符号）词汇中的手势语。

4. 阶段 4 组句（语言规则）阶段。此阶段儿童能将事物及事物状态用 2～3 个词连成句子，根据句子的长短及语法关系将此阶段分为二词句和三词句 2 个阶段。

（1）阶段 4-1：二词句。此阶段儿童开始学习用 2 个词组合起来表现事物和事物状态。儿童在此阶段能够理解及表达的二词句多种多样，在本检查法中列举了四种形式，即：［属性（大、小）＋事物］如大苹果、［属性（颜色）＋事物］如红鞋子、［主语＋谓语］如妈妈吃、［谓语＋宾语］如吃香蕉。

在日常生活中，如不设定一定的场面检查是很困难的。另外，注意选择项图片不宜太多，否则儿童进行起来很困难。

（2）阶段 4-2：三词句。此阶段儿童能够理解与表达三词句，但句子的表现形式及语法关系是多种多样的，在此检查法中仅限定了具有代表性的两种形式。即［属性（大、小）＋属性（颜色）＋事物］，例如：大红鞋，小黄帽子等；［主语＋谓语＋宾语］，例如：妈妈吃香蕉等。

在阶段 4 中，要求句子为非可逆态，只要儿童能够理解句子的构成成分是不能互相颠倒的即可（主语与宾语），例如："妈妈吃香蕉"不能为"香蕉吃妈妈"。

5. 阶段 5 语句（语法规则）阶段。此阶段的儿童能够用三词句理解与表达事物状态，但与阶段 4-2 不同点在于，此阶段的句子为可逆状态。例如："小鸡追小猫"可逆为"小猫追小鸡"，但句子的意思却完全不同。这种类型的句子比非可逆句复杂，对儿童来说难度较大。语言发育阶段达不到阶段 5 的儿童，常常将主语与宾语互相颠倒而致句意改变。阶段 5-1 为主动语态。阶段 5-2 又加进了更为复杂的"被"字结构，组成被动态句型。例如："小鸡追小猫"等同于"小猫被小鸡追"，要求儿童能理解事情与语法规则的关系。

（四）评定用具

1. 检查用具见表 6-3。

表 6-3 检查用具及图片目录

	检查用具及图片目录	数量
实物	A：帽子、鞋、牙刷、玩具娃娃	4
	B：电话-听筒、鼓-鼓槌、茶壶-茶杯	3
镶嵌板	鞋、剪刀、牙刷	3
操作性课题用品	小毛巾、小玩具、小球、积木 6 块、装小球容器 1 个、3 种图形镶嵌板、6 种图形镶嵌板、10 种拼图	
图片	日常用品	鞋、帽子、眼镜、手表、剪刀、电话	6
	动物	象、猫、狗	3
	食物	面包、香蕉、苹果、米饭	4
	交通工具	飞机、火车、汽车	3
	身体部位	眼、嘴、手、鼻、耳、脚	6
	动词	睡觉、洗、吃、哭、切	5
	大小	帽子（大、小）	2
	颜色	红、黄、绿、蓝	4
	词句	（妈、弟）＋（吃、洗）＋（香蕉、苹果）	8
	大小＋颜色＋事物	（大、小）＋（红、黄、绿、蓝）＋（鞋、帽）	8
	语言规则	（小鸡、乌龟、猫）＋（小鸡、乌龟、猫）＋追	6

2. 检查顺序 一般水平较差的患儿应从头开始进行全部的检查。对年龄较大或水平较高的患儿为了节省时间，没有必要进行全部的测试，可按以下顺序进行检查：①不可用图片检查的患儿，可用实物进行阶段 1～阶段 2 检查；②可用图片检查的患儿，在阶段 3-2以上，用图片进行单词～词句检查。③发育年龄在 3 岁以上、能进行日常会话者，进行阶段 4～阶段 5 检查，以词句检查为主。

（五）评定结果分析

1. 评定总结 检查结束后，将 S-S 法检查结果显示的阶段与实际年龄语言水平阶段进行比较，如低于相应阶段，可诊断为语言发育迟缓，各阶段与年龄的关系见表 6-4，表 6-5。

表 6-4 符号形式-指示内容的关系及各年龄可通过阶段

年龄	1.5 岁～	2.0 岁～	2.5 岁～	3.5 岁～	5.0～6.5 岁
阶段	3-2	4-1	4-2	5-1	5-2
言语特征	言语符号	主谓+动宾	主谓宾	语序规则	被动语态

表 6-5 基础性过程检查结果与年龄阶段对照表

年龄	镶嵌图形	积木	描画	投入小球及延续性
5 岁以上			◇	
3 岁 6 个月～4 岁 11 个月			△、口	
3 岁～3 岁 5 个月	10 种图形 10/10（+）		+、○	
2 岁～2 岁 5 个月	10 种图形 7/10（+）	隧道		
1 岁 9 个月～1 岁 11 个月	6 种图形 3/6-4/6（+）	排列	|、—	
1 岁 6 个月～1 岁 11 个月	3 种图形 3/3（+）	堆积		+
1 岁～1 岁 5 个月				部分儿童 +

2. 分类

（1）按交流态度分类：分为两群：Ⅰ群，交流态度良好；Ⅱ群，交流态度不良。

（2）按言语符号与指示内容的关系分群：原则上适用于实际年龄 3 岁以上儿童。分为 ABC 三个主群，见图 6-3。但这种分群并不是固定不变的，随着语言的发展，有的儿童会从某一症状群向其他的症状群过渡。

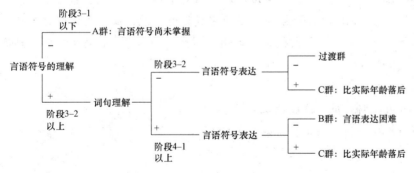

图 6-3 语言发育迟缓症状分群

根据言语符号与指示内容的相关检查和操作性课题（基础性过程）的完成情况进行比较，将 A 和 C 群又可分别分为 2 个和 4 个亚群。

A 群：言语符号尚未掌握，符号与指示内容关系的检查在阶段 3-1 以下，不能理解口语中的名词。

A 群 a：操作性课题与符号形式与指示内容的相关检查均落后于实际年龄。

A 群 b：操作性课题好于符号形式与指示内容的相关检查。

B 群：无亚群，但应具备以下条件和言语表达困难。

条件：①实足年龄在 4 岁以上；②词句理解在阶段 4-1 以上；③一般可以用数词表达；④言语模仿不可，或有波动性；⑤上述②～④的状态，持续 1 年以上；⑥无明显的运动功能障碍。

C 群：语言发育落后于实际年龄，言语符号与指示内容相关检查在阶段 3-2 以上。亚项分类：

C 群 a：操作性课题=言语符号的理解=表达。

C 群 b：操作性课题＞言语符号的理解=表达。

C 群 c：操作性课题=言语符号的理解＞表达。

C 群 d：言语符号表达尚可，但理解不好，此亚群多见于孤独症或有孤独倾向的儿童。

考点提示 ▶ 理解与表达能力、操作水平及交流态度的评定。

第四节　语言发育迟缓的训练

 案例讨论 ------

【案例】

患儿李某，1 岁 8 个月，因出生后至今不会说话及流涎拟门诊收治。患儿自出生后精神、运动发育落后于同龄儿。现 1 岁 8 个月，可用手势表示需求，不能表示大小便，无意识发音少；可分辨生熟人，可指认身体部位；舌居中，舌活动度偏小，可砸唇、舌，力度小；不能区分大小、多少；对颜色认知差。无外伤史，无发育倒退。

评估：

1. 语言发育迟缓 S-S 法检查　符号形式阶段：言语理解：在阶段 3-1，存在手势符号，但不能区分大小、颜色。口语表达：只有个别"啊、哦、爸爸"音，其余不能。操作课题：能完成积木堆积和排列，不能完成隧道，能完成 2 种图形镶嵌板。

2. 构音检查　唇、舌及面颊部肌肉运动及感觉功能差，舌居中，舌活动度偏小，可砸唇、舌，力度小。

【讨论】

1. 请做出诊断，说明诊断依据。

2. 请为该患儿制定治疗目标和治疗方案。

一、训练目标

（一）总体目标

总体目标为：提高患儿的语言表达能力和理解能力，促进患儿的语言发育及其利用言语符号与他人进行沟通交流。

扫码"学一学"

训练的目标不仅要保障患儿能进行语言交流，也要使其在将来具有能独立进行语言学习的能力；不仅要提高语言的传递功能，同时要提高思考、自我控制等方面功能的发育。要将患儿的语言能力最大限度地发挥出来。

（二）各症状类别训练目标

1. A 群（音声符号尚未掌握） 以获得言语符号（理解）与建立初步的交流关系为目的。先建立符号的理解再形成基础概念，重点是先导入手势语、幼儿语等象征性较高的符号。

2. B 群（言语表达困难） 训练目标为掌握与理解水平相一致的言语表达能力。此时的训练并不是单一进行表达方面的训练，而是与理解性课题共同进行。重点是将手势语、言语作为有意义的符号进行实际性的应用，在表达基础形成的同时完成手势符号向言语符号的过渡，以达到拟定的目标。

3. C 群（发育水平低于实际年龄） 训练目标是扩大理解和表达范围。在进行提高理解方面训练的同时进行表达、基础性过程等各个侧面的平行性训练，同时导入符合水平的文字、数量词学习、提问与回答方面的训练。

4. 过渡群（语言符号理解但不能说话） 训练目标为获得词句水平的理解，全面扩大表达范围。在提高患者理解水平的同时也要注重表达能力的提升。与 C 群相同，在该群患者训练的过程中要同时辅以平行性训练，可以先导入手势符号进行表达训练。

5. II 群（交流态度不良） 根据语言符号的发育阶段进行以上的训练。对于交流态度不良的儿童的训练，要进行以改善其交流态度为目的的训练。

二、训练原则

（一）以评定的语言阶段为训练的出发点

根据患儿语言发育迟缓评定的结果显示其语言处于哪个阶段水平，训练者就把此阶段定为开始训练的出发点，设定训练目标、方法和内容。例如：如患儿评估结果处于阶段 3－2 水平，即患儿存在语言符号但词汇量较少且限于手势符号和幼儿语水平。训练时重点要朝向两个方向发展：①在同一个阶段横向扩展：比如，在阶段 3－2，治疗师训练重点为使患儿理解事物的名称，扩大词汇量，由幼儿语过渡到成人语，并运用到日常生活中。②向下一个阶段的水平纵向上升：以提高下一阶段的能力为目标。如，进一步到阶段 4－1：“主谓＋动宾”，由“香蕉”到“吃香蕉”，由“抱抱”到“抱抱我”等。

（二）改善和丰富患儿的语言环境

要求家长和其他家庭成员改善和丰富患儿所处的不适当的语言环境，以便患儿处于良好的语言环境中。训练不能局限在治疗室或语训室内进行，在有人际互动的环境中均可进行确保训练效果的持续性。父母在儿童语言训练过程中是主要的参与者，指导家长与患儿交流时使用适当语速和正确发音，同时应指导父母把儿童的语言训练内容融合到日常生活中加以应用，这样训练的效果便可得到保持。治疗师要在每次患儿言语训练结束后，针对患儿的具体发音掌握情况与家长进行沟通，以便指导家长在日常生活中对患儿进行同步练习。

（三）充分进行病因分析

治疗师要对患儿的病因进行充分的分析，如听力障碍、智力低下、沟通交流障碍等。针对不同的病因采取不同的治疗措施，并应用综合康复训练方法。如患儿因智力低下而导致语言发育迟缓，该患儿不仅需要言语治疗，还要进行促进智力发育的治疗，如药物、针灸的智三针、推拿的益智醒神、认知训练、理解沟通训练、音乐治疗等。

三、训练注意事项

（一）训练条件

1. 训练场所　训练场所包括治疗室、户外、学校或家庭中。根据训练课题选择合适的地方进行一对一的训练时，训练室要安静、宽敞、充满儿童喜爱的气氛。集体训练可在训练室和户外进行，家中的训练要注意排除不利的有关因素。

2. 训练频率　根据患儿的语言现有阶段水平和训练计划来决定。一般来说，训练次数越多、时间越长、项目越少的训练，效果越明显。时间尽量安排在儿童注意力相对集中且精神状态较好的时间段（如上午），每次以半小时至一小时为宜。

3. 课题设计　每次课题设定以 2～3 个为宜。要根据评估结果列出训练课题和内容的计划，训练课题和内容要集中持续进行，在连续试行 5～10 次后根据患儿的反应进行调整。

（二）训练程序

根据评定结果制定系统、详细的训练计划。为了达到训练目标，必须设定一些小的训练阶段目标。

1. 根据儿童的语言发育水平和特点训练　对其语言、行动等以直接训练为主，同时进行家庭训练、集体训练、学校课程等辅助训练。

2. 评定结果与训练程序一致性　初期评估后制定训练计划，训练一段时间（一般为一个月），然后再进行中期评估和训练效果判定，修订训练程序。

3. 制定全面性的训练计划　根据儿童的年龄、训练的频率设定三个月至一年的训练目标。将评定结果作为训练的起点，从而设定语言形式的内容，即项目与水平，再制定全面的训练计划程序，拟定具体的训练顺序与训练材料。全面性的训练程序特点有：①包括了语言行为三个侧面的训练程序；②从语言符号尚未掌握的阶段到语法规则阶段全部过程的提高。

四、训练技巧

1. 由易到难的原则——初期选择差别大、项目少的组合较为容易，如课题为选择布娃娃相应部位时，组合为"电话"与"帽子"，与示范项娃娃的"耳朵"与"头"；在距离上相近（差异性小）则较难。早期可用如"电话"与"鞋"这样的组合，相应部位"耳朵"与"脚"相距较远（差异性高），较为容易，也易于学习。或者在色彩辨别学中，不是从"蓝"与"绿"颜色组合开始，最好从"红"与"黄"这些颜色的不同组合开始学习。

2. 形成正确反应——为促进儿童注视示范项及选择项，在没有反应或有误反应时用手拍拍正确反应项，或用手指出或拿着小孩的手进行操作去取得正确反应项，此时，设定小步骤，逐渐减少帮助的比例，逐步增加主动反应的比例。

3. 引导自发反应——反应难以引出时，可将物品拿到孩子手边，逐渐地从距手较远的位置来提示。另外，为了使患儿能做到对治疗者的注视，治疗者脸应处于较近位置来递给物品，这样患儿可以做到对物品的注视与对治疗者的视线一致。

4. 明确开始和结束——每一项训练的开始时使其注视提示的物品，结束时确认反应，予以表扬，反复进行。由此，可以掌握儿童一连串的行动类型，因为幼儿的注意力不能长时间集中，故针对幼儿训练时，应明确操作的开始与结束，如分别色彩时，先放好 10 个不同颜色的球，明确告诉幼儿拿完 10 个球，然后再进行操作。

5. 注视、模仿、语言相结合——在以形成概念为目的的课题中，要经常提示手势符号与言语符号，在促进注视的基础上，也促进模仿。模仿不能完成的情况下，可以拿过小孩的手给以帮助使之模仿，积极地导入语言符号。

6. 家庭指导——对处于尚不能理解语言、行动差的儿童尤为重要。对双亲应尽可能提供包括有关语言发育、基本养育等方面的具体指导。许多孩子仅靠治疗师训练，效果不持续，必须与家庭训练、学校训练相结合。

7. 交流的指导——训练时应注意设定以形成交流为目的的课题。在实施课题时，不是机械地实施各课题，应考虑到交流行为的顺利进行，故应通过目光接触、奖励（抚摸、鼓掌等）来促进患儿交流的主动性。

五、训练方法

具体训练方法可根据不同阶段，不同语言听力水平和家庭环境等设定不同的训练方法及操作，分述如下。

（一）未学会语言符号阶段训练

1. 训练目标及要点 首先进行事物基础概念形成的学习，实施以此为基础到形成语言符号理解的训练过程。使用的基本方法是对样本的方法。对样本是对应单一的示范项（刺激项），从几个选择项（反应项）中选出与示范项相同、某些特性一致或相关的东西。分为：①匹配：给患儿呈现两个示范项，儿童把手中的物品与示范项中的一样或相关的物品相匹配；②选择：选择项的物品在患儿手中或面前，针对呈现的示范项，从选择项中做出恰当的选择。

2. 训练对象 适用对象为处于符号形式与指示内容关系的阶段 3－1 以下［阶段 1——事物、事态的理解困难，阶段 2——事物的基本概念，阶段 3－1——事物的符号（手势符号）］的儿童。这些孩子尚不能理解言语符号，行动范围狭窄而未确定，如不注视人与物品，不去拿出示给他的物品，或仅拿着物品而不进行操作，或在中途停止操作，或转而去注意其他的人及物品等。

3. 第 1 阶段的训练——事物、事态的概念尚未分化阶段 此阶段的儿童对外界刺激尚不能充分理解，训练时要利用各种方法、玩具等吸引儿童注意，使其充分认识到外界事物和人的存在，并能进行主动交往，再逐渐过渡到能进行事物的功能性操作。

（1）注视和追视的训练：采用患儿感兴趣的玩具、图片等刺激来促进患儿对事物的注视及随着活动的事物持续追视的能力。

（2）对事物持续记忆的训练：让儿童注视到眼前存在的事物后，把事物用手遮住或藏在盒子中，但只要把手拿开或除去盒子，患儿就会发现物品仍存在。使儿童理解这一点，即理解事物永远持续存在的性质。最初仅藏事物的部分来进行，用小儿较感兴趣的物品（如苹果、饼干等）来进行较为容易。

（3）事物的操作训练：学习对外界的事物进行某种操作而引起其变化的过程。在此训练中充分把握视觉刺激与听觉刺激的灵活应用。使患儿从触摸、抓握、晃动、敲击、拉等单一的事物操作，发展到用一物敲打另一物（如敲鼓），再发展到物品的拿出、放入等复杂操作。由于许多患儿在开始时难以引出所希望的反应，最初可使用帮助的手法使患儿逐渐能做出适合事物用途的操作，如通过不断帮助使之能理解在头上戴帽子、在脚上穿鞋等事物的功能性操作。

（4）集体音乐游戏的训练：对于不太注视人及物使患儿和物品操作未成熟的小孩，可导入使其因触觉及身体感觉变化而感到快乐的游戏，如哄抱、举高、转圈等，不需器具的、大人与小孩仅身体接触的游戏；使用秋千、治疗球等大型游戏用具的游戏等。通过这些游戏，增加儿童对人的注视，促进意识传递方法的学习。

4. 第 2 阶段的训练——事物的基本概念阶段　此阶段适用于能完成符合事物用途的功能性操作，但对手势语及言语符号尚不能理解的儿童，从事物功能性操作到分配的阶段。

主要训练患儿对日常事物的基本理解能力，使其具有事物的匹配、选择能力，并能完成辨别事物的操作。

（1）事物的功能性操作训练：通过模仿学习，使儿童懂得身边日常事物（电话、碗筷、衣服、玩具等）的用途，并能扩展操作场所，即在治疗室、家庭、幼儿园等场所都能进行操作（图 6-3）。

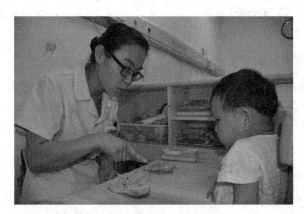

图 6-3　事物的功能性操作训练

（2）多个事物的辨别训练（分配到选择）：①以外部特征为基础的操作性课题：训练儿童将多种事物按颜色、大小、形状等不同属性进行分类来认识事物的外部特征；②以功能特性为基础的操作性课题：训练儿童将多种事物按用途进行分类，建立事物的类别概念。

（二）手势符号训练

1. 训练目标及要点　手势符号是利用本人的手势作为一定意义的示意的符号，手势符号可以表示意愿，也可以用来与他人进行非语言的交流。对于儿童来说手势符号比言语符号更容易理解、掌握和操作，也容易引起兴趣。掌握手势符号是掌握言语符号及文字符号的基础，因此在训练手势符号的同时也要给予言语符号作为刺激。手势符号与指示对象的关系更直接、更鲜明、更容易理解。

2. 训练对象　适于训练中度到重度语言发育迟缓、尚未掌握言语符号的理解与表达的儿童，或言语符号理解尚可，但不能表达的儿童。另外，也适于与动作性课题相比，言语理解与表达方面均迟缓的儿童（B 群儿童）。

3. 手势符号的训练方法与顺序

（1）状况依存的手势符号的训练：状况依存的手势符号，如伸出手来表示"要"，把手重叠在一起拍一拍表示"给我"，在分别的时候伸出手来挥一挥表示"再见"等。此训练方法主要在日常生活场景及训练时的游戏场面中进行，例如：儿童要喜欢的东西（如玩具）时，必须让其看着"给我"的手势（两手放在一起拍打），然后令其模仿，从手势模仿渐渐进入到自发产生手势的阶段。在手势模仿不可的情况下，可以进行适当的借助。此阶段的训练重点在于培养儿童能够注意手势符号的存在。

（2）表示事物的手势符号训练：表示事物的手势符号，如用手指在口腔外面做刷牙状表示"牙刷"；用两手的示指和中指放在头上表示"小白兔"；做抓握方向盘旋转状，再加上拟声词"嘟嘟"表示"汽车"。此训练方法适合于训练言语符号尚未掌握的儿童，进行选择性课题的同时进行手势符号的训练，力求手势符号与指示内容相一致。开始时要利用一定的道具（如玩具娃娃，镶嵌板母板等）进行选择，渐渐地过渡到单纯用手势符号进行选择，从而促进患儿对手势符号的理解。

（3）利用手势符号进行动词及短句训练：表示动作的手势符号如把手放在一张一合的嘴巴上拍拍表示"吃"等。在日常生活场景中，训练者根据儿童的行为及要求，在给予言语刺激的同时给予一定的手势符号，并让儿童也模仿手势符号，渐渐将此动作固定下来作为此行为及要求的手势符号。例如：儿童困了要睡觉，训练者将儿童领到床边说"睡觉"同时将儿童的双手合起来放在训练者的两手之间，引导儿童将合起来的手放到一侧头部，做睡觉的体态符号，反复训练，直至此手势符号成为以后儿童日常生活中的示意符号，并可用此手势符号引起儿童的相应反应。手势符号宜选用简单易行的动作及表情，将学会的手势符号运用在每天的日常生活当中予以强化。

在进一步进行组句训练时，以手势符号为媒介将句子的语序固定化。例如：训练儿童掌握"小白兔吃萝卜"的语句时，训练者拿着小白兔吃萝卜的图片，先做"小白兔"的动作，再做"吃"的体态符号，然后再做"萝卜"的手势符号，并让儿童模仿。顺序固定下来，持之以恒，以后在学习言语符号及文字符号时，儿童会很自然地正确组句。

（三）词汇训练

1. 训练对象　这个阶段的训练对语言发育迟缓的治疗非常重要。言语符号的表达（言语表达）是以这一阶段言语理解能力为前提的，此阶段与前阶段最大的区别是前阶段通过动作来帮助理解事物的名称，而这一阶段是训练者只用口语就可以使患儿做出反应。此阶段能力的获得，可通过体态语符号→幼儿语（言语符号）→成人语（言语符号）逐步上升的步骤来进行。

2. 训练方法

（1）名词训练：初期导入的词汇以日常的、接触机会多的、患儿十分感兴趣的事物词汇为主。开始主要扩大词汇量（事物名称）之后，逐渐向同范畴的词汇扩展，如"狗、猫、猴"，"苹果、香蕉、橘子"，从而促进词汇范围的扩展（图6-4）。

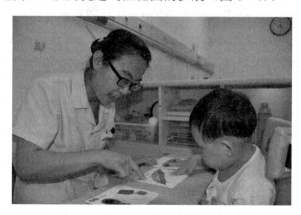

图6-4　名词训练

（2）动词训练：适于名词的词汇量已扩大，且可以理解范畴词语的患儿。用图片和实际的简单动作游戏进行训练。

例如：学习"吃"：①儿童吃苹果时，训练者做体态语符号（用手拿且放入口中）同时说"吃"，让儿童模仿；②训练者做"吃"的体态语同时说"吃"，儿童将面前的苹果放入口中；③训练者说"吃"，训练儿童用体态语来表达；④训练者做"吃"的体态语，并询问"我在做什么啊？"，鼓励儿童用言语表达；⑤反复训练，鼓励儿童在日常生活中用言语来表达需求。

（3）形容词训练：适于可理解事物的名称和多数动词，但两词句少的患儿。儿童最早使用的形容词一般为描述物体特征的形容词，其中颜色词出现较早，因此训练可以先选择容易掌握的红、黑、白、绿、黄、蓝等。然后再进行描述味觉、触觉和机体觉等的形容词的训练，如甜、咸、苦、烫、热、冷、痛、饱、饿、痒等。最后才是对空间维度形容词的训练：大小、长短、高低等形容词。

训练方法以图片形式为主。如：大小的训练，在两张图片上分别画一个大圆圈和一个小圆圈，然后让患儿分辨其大小，掌握大小的概念，其后再配以大小不同的事物如玩具、食物等进行训练。通过反复强化，鼓励儿童在日常生活中加以运用。

（四）语句训练

1. 训练对象 可以理解作为词句组成要素的事物名称、动词及形容词的患儿。训练形式以图片为主，训练图片组合则根据患儿具体的实际水平而选择。先进行言语理解训练，然后进行言语表达训练。

2. 训练方法

（1）两词句训练：句型是主谓结构。动作主语＋动作（即主语＋谓语）。例如"宝宝吃饭"，训练方法：①出示一张宝宝吃饭的图片，提问"这是谁啊？"让儿童回答；②继续提问"他在干什么呢？"，儿童可用体态语回答；③训练者提问"肚肚饿了，怎么办呢？"，让儿童自发回答。

（2）三词句训练：句型是主谓宾结构（动作主语＋动作＋对象）。适用对象：可以理解两词句"动作主语＋动作"以及"动作＋对象"的患儿。训练程序：确定构成三词句的各词是否理解→能理解表示三词句的图→三词句的理解→三词句的表达。训练方法同上。

（3）可逆句训练：适用对象为可以理解不可逆句的句型，如"妈妈吃苹果"等，但对于不同词序对应不同指示内容的句型理解困难的儿童。例：学习"宝宝亲妈妈"句子。训练程序：①出示一张 "宝宝亲妈妈"的大图片，让儿童注意观察其中的动作主语；②训练者从小图卡中选择按"宝宝＋亲亲＋妈妈"的顺序从左到右排列好，这时动作主语的位置要被患儿注意到；③让儿童练习排列小图卡的顺序，要把动作主语排在第一个位置；④儿童模仿、自发说出句子。

（4）被动句训练：适用对象为可以理解可逆句语句形式的患儿。

例：学习"妈妈被宝宝亲"句子。训练程序和可逆句训练相同，当儿童出现利用词序与可逆句一样的方法去理解、排列小图卡时，要及时给予提示，改正错误的图序。可以通过游戏的方式来使儿童理解不同词序代表不同的句意。反复训练，直至儿童能自己理解、排列、说出被动句式。

（五）表达训练

1. 训练对象 训练的适用对象为能理解语言符号，口语困难或很少的孩子，大多数语言发育迟缓儿童均适合。

2. 训练方法

（1）手势符号表达训练：不能接受或发出言语符号的患儿，或者即使能模仿言语符号但不能自发发出有意义言语符号的患儿，必须从手势符号表达训练开始。训练方法如边给患儿看鞋、帽子等实物或图片，边做出相应的手势符号，促进患儿对手势符号的模仿。此时，训练者一定要加以言语符号刺激。不能模仿时，应拿着患儿的手帮助模仿。最后，促进患儿对实物及图片主动做出相应的手势符号（图6-5）。

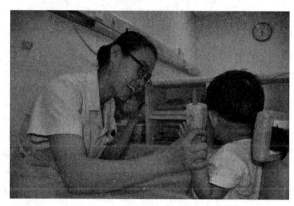

图6-5

（2）词句表达训练：对能模仿言语的患儿，应促进其主动使用口语表达。在训练早期，患儿可能仅能模仿词头或词尾等单词的一部分，或有构音错误，只要在小孩水平能模仿（如仅能模仿词尾，或仅能模仿语调等），即可容许其这样做。应促进有意义符号的主动发出，这样发出信号行为才能固定。早期引入词汇以小儿可接受的信号，即小儿可理解词汇为大前提。最初从事物名称开始引入，动词、形容词要按照接受信号的情况引入。

在由手势符号向言语符号过渡的时期，用手势符号可发出信号的词、伴有手势符号可由言语符号发出信号的词、仅由言语符号发出信号的词三者经常混合存在，之后仅由言语符号发出信号的词会不断增加（图6-6）。

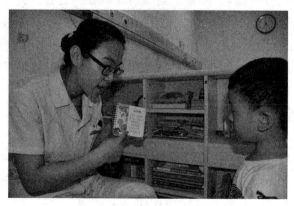

图6-6

（六）文字训练

1. 训练对象

（1）音声语言的理解与表达发育均迟缓的儿童，应以文字作为媒介促进言语符号的理解与表达。

（2）音声语言的理解好而表达困难的儿童，应先使其获得文字语言，以文字作为表达媒介来促进音声语言的表达。此外，文字还可作为交流困难时的辅助手段或代偿手段。

（3）对于轻度或临界全面发育迟缓，学龄前到低年级的病例，考虑到其在学校的适应问题，有必要进行文字学习指导，在文字符号获得的同时进行音节分解、词汇、句子等语言学习。

（4）既有上述原因又伴有构音障碍、说话清晰度全面低下的患儿，在文字学习的同时，应利用文字进行音节构造的分解与合成训练。

2. 训练方法

（1）字形的辨别训练：为了掌握文字符号，必须能够辨别字形。辨别字形作为基础学习，必须先能够辨别各种几何图形（10 种以上）。另外，写字的基础学习预先必须进行位置辨别、方向构成及图形构成等课题的训练。

（2）从文字符号与意义的结合开始进行学习，使文字符号与音韵结合，最终达到文字符号–意义–音韵的构造对应成立。也就是，并不单纯要求会写、会念，在训练早期重要的是必须将文字符号与意义相对应。

（3）语言学中有许多音比较相似、单纯靠口形无法辨别的字，很多字的发音动作是在口腔内部完成的。另外，同是一个字，不同人说也可能会有不同的口形，因此，用文字作为提示，达到音、形、义的统一是比较合适的。

（4）在儿童学习词汇的过程中，使用文字有助于加强对概念的理解和记忆。

（5）在学习句子时，利用文字帮助患儿掌握简单的句式，补足句子成分，调整词句中字词的顺序。

（七）沟通交流训练

1. 训练对象　交流训练适用于全部的患儿，特别是发育水平低和交流态度有障碍的未学习语言的儿童，及有语言理解和表达发育不平衡的儿童。

2. 训练方法

（1）从初期的抚爱行为到要求行动的形成：抚爱行为即儿童对母亲或训练者之间能够认知，有互相接触、亲近的行为。例如：当母亲或训练者走近孩子并发出笑、哭、其他声音时，孩子会对母亲或训练者所处的方向做出寻找、追视、紧紧抱住的反应。

训练者可以利用快乐反应进行抚爱行为形成的训练。可利用孩子喜欢的大运动的玩法，例如举高和团团转；小运动的玩法，例如挠痒痒，吹气等，只要是孩子表现快乐反应的游戏法和玩法都行。在这样的游戏中，训练者要努力和孩子的视线对视，促进视线的接触。当做举高的游戏时，训练者要做出向上举的夸大动作，然后当孩子要求做举高的游戏时，让其做出举手或向上的姿势再做。在做挠痒痒的游戏时，先要孩子大笑，反复做几次，这时孩子就会用目光追视、注意训练者在哪个地方，随时提防；再一次的挠痒痒使他发笑，反复进行这样的游戏，孩子就可以学到用目光注意人，用姿势来作为传达意思的手段、方法。以上的交流训练适于语言前阶段水平的语言发育迟缓儿童。

（2）从事物的操作到交换游戏：利用事物进行操作训练时，最好使用容易引起孩子兴趣的用具，并且是一击就能发声或振动等，这样使孩子很快能理解其操作和结果。例如用鼓槌敲鼓发出鼓声，摁钢琴键盘发出琴声等。

进行交换游戏，即当两个孩子或与训练者一起做游戏的时候，改变双方的条件，例如互相交换原来所拥有的物品，或交换原来所处的位置，这样做也就改变了发出信号者和接受信号者的地位，从而在进行事物交换的操作训练中，让孩子学会"请给我"的动作和将事物传递给训练者或对方的传递行为。要注意训练儿童能够保持持续的交流态度，不管是长距离的状态下或长时间的状态下都能完成所要求完成的动作。以上的交流训练适于只有单词水平的语言发育迟缓儿童。

（3）交换使用语言符号：当做交换游戏时，发出信号者可以利用身体动作或音声符号来传达自己的意志，例如要求他人传递玩具狗时，可发出"汪汪汪"的声音，来表明自己所要的物品是什么。

组成成对对象的儿童在训练之前，要先以大人为对象进行同样课题的预习，然后再在儿童之间进行互相交流。

在制订交流领域的训练计划时，要比语言结构的以符号形式与指示内容为中心的训练计划略迟，进行交流训练一般要从五个方面考虑：①交流的对象；②发出信号者、接受信号者的作用；③功能的分化：请求，汇报，提问 – 应答等；④各种符号体系：音声语言、文字语言、手势等；⑤状况。另外，还要考虑其他构成交流的重要因素。

六、现代技术的应用

现代技术的应用让语言训练进入一个新的时代，可提高患儿的配合程度和增加治疗的趣味性，丰富了治疗手段，扩大了训练内容的涵盖面。

1. 口部运动治疗技术的应用 口部运动治疗是指利用触觉和本体感觉刺激技术，遵循运动技能发育原理，促进口部的感知正常化，抑制口部异常运动模式，并建立正常的口部运动模式的过程。口部运动治疗包括口部感知觉障碍的治疗和口部运动障碍的治疗。

口部感知觉障碍治疗包括感知觉超敏治疗和感知觉弱敏治疗，对敏感性混合的患者采用两种治疗方法来促使感知觉正常化。常用的触觉刺激技术主要有冷刺激（冰棒）、热刺激、触摸法、食物刺激法、视觉的反馈法以及刷皮肤法。这些方法的目的是促进患者口部触觉感知正常化，以及促进患者对触觉反应正常化（图 6–7）。

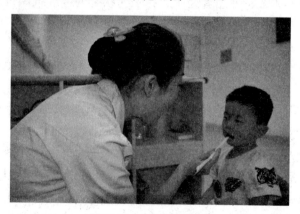

图 6–7 口部触觉刺激

口部运动障碍治疗包括下颌运动治疗、唇运动治疗和舌运动治疗。①下颌运动治疗：主要针对下颌运动受限、下颌运动过度、下颌分级控制和下颌转换运动障碍等进行的治疗，常采用下颌抵抗法、下颌控制法、下颌分级控制和下颌自主运动治疗法来解决下颌的运动障碍问题。②唇运动治疗：主要针对唇肌张力过高和唇肌张力过低造成圆唇运动、展唇运动、圆展交替、唇齿接触等运动出现运动不足或缺乏，导致双唇音或唇齿音构音不清而进行的治疗，主要采用肌张力过高治疗法、肌张力过低治疗法、促进唇运动的自主控制、自主训练治疗法（图6-8）。③舌运动的治疗：主要针对舌前后运动范围受限、舌精细分化运动发育迟缓、舌尖运动发育不良、舌两侧运动发育不良、舌肌张力低下、舌肌张力过高、口部触觉敏感性障碍、器质性问题、口部习惯问题等进行治疗，促进舌的感知觉正常化，扩大舌的运动范围，促进舌基本运动模式的形成，提高舌运动的灵活性和稳定性，从而为准确构音奠定较好的生理基础。适用于伴有口面肌肉功能障碍、构音技能障碍等问题的语言发育迟缓儿童。

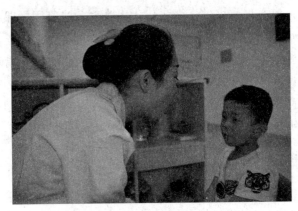

图6-8 唇运动治疗

2. 听觉统合训练的应用 听觉是大脑的功能之一，正常的听觉功能发育对于语言、智力的提高有无可替代的作用。

该训练通过让患者聆听一组经过调制和过滤的音乐，来矫正听觉系统对声音的处理失调的现象，刺激脑的发育，刺激损伤脑组织的修复及发育，从而达到提高患儿对声音语言理解能力、改善听觉处理障碍、矫正行为紊乱及缓解情绪失调的目的。

听觉统合训练系统产生的诱导信号，通过无线耳机，舒适地贴近患者的耳朵。音色、旋律、节奏变换融为一体时，使患者处于"休眠"状态的神经细胞被激活，有序和随机的信号交替刺激，产生唤醒、催进、激励或安宁、复位、宣泄等生理、心理作用，获得药物和人际交流无法达到效果。

听觉统合训练亦为一种特殊的音乐治疗，除了有利于大脑皮质发育外，还能刺激边缘系统分泌激素，对中枢神经系统的功能产生广泛的影响，从而促进记忆力提高，其音乐的韵律有助于改善注意力。适合用于伴有情绪障碍、行为异常、听觉整合能力异常、注意力不集中的语言发育迟缓儿童。

3. 言语训练系统/软件的应用 它是根据个体语言学习的规律，专为语言障碍患者使用的语言康复设备。适用于智力发育迟缓、脑性瘫痪、自闭症和学习困难等原因导致的语言发育迟缓或语言障碍患者。它依据儿童语言发展顺序，选用相应年龄儿童的生活资材和语言形式，以人机交流的方式对语言发育迟缓患者进行多方面的强化训练，目的是让儿童掌握基本的会话交流能力并为后续的语言学习建立基础。该系统的特点为：①制作精美生动的动画，能很好地吸引孩子的注意和兴趣，在很大程度上能够弥补特殊儿童的注意缺陷，使得儿童能够较长时间地关注治疗师所设定的学习内容；②采用多媒体的方式进行语言康复，音、形、义同时出现，符合特殊儿童语言学习的需要，提高语言学习的效率；③所含内容丰富，含有大量的图片以及动画，为治疗师提供了大量丰富的、生动的素材。

具体的训练内容有：唤醒、学词语内容、学词组内容、学句子内容、学短文内容（图6-9）。

4. 经颅超声–神经肌肉刺激治疗仪的应用　它是建立在低剂量超声治疗和神经肌肉电刺激治疗联合应用的基础之上的一种技术。利用超声波和神经肌肉电刺激两项物理治疗技术，实现对脑中枢和外周神经肌肉的同步治疗，能够激活脑神经细胞，改善脑部微循环，促进建立新的神经通路的建立，同时能够维持外周神经信号的正常传递，将肢体活动信息传回中枢，刺激形成新的神经通路。经颅超声刺激仪能有效地刺激信息的传输、反馈和新的信息中心的形成，从而促进神经通路的重新建立和神经功能的康复（图6–10）。

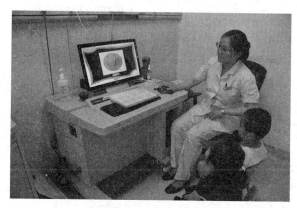

图6–9　言语训练系统

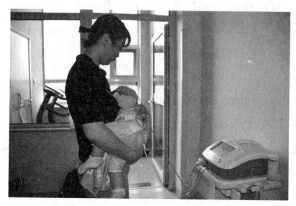

图6–10　经颅超声–神经肌肉刺激治疗仪

本 章 小 结

本章主要讲述语言发育迟缓的定义、病因、临床表现及相应的康复评定、康复治疗方法，重点对汉语儿童语言发育迟缓评价法（S–S法）及语言发育迟缓儿童的训练方法进行了详细的阐述。同学们通过本章的学习，要学会根据儿童语言发育阶段，设计个性化的训练方法，提高儿童的理解和表达能力，并使其运用于日常交流。

习　题

扫码"练一练"

一、选择题（以下每一道题下面有 A、B、C、D、E 五个备选答案，请从中选择一个最佳答案）

1. 语言发育迟缓指

A. 儿童语言发育不遵循言语发展的正常顺序

B. 儿童语言发育水平未达到与实际年龄相应的水平

C. 语言发育迟缓儿童跟失语症儿童一样

D. 智力发育迟缓儿童不会出现语言发育迟缓

E. 语言发育迟缓指语言表达能力比正常孩子要差

2. 下列各项不属于语言发育迟缓常见病因的是

A. 交往障碍 B. 精神发育迟缓

C. 发育性感觉性失语 D. 产伤

E. 语言环境脱离

3. 语言发育迟缓儿童的行为障碍不包括

A. 与别人缺少目光接触 B. 烦躁，多动

C. 注意力不集中 D. 攻击性倾向

E. 自伤

4. 下列各项不属于语言发育迟缓的临床特征的是

A. 表达障碍 B. 理解障碍 C. 交流障碍 D. 行为障碍

E. 学习障碍

5. 前语言阶段是指

A. 从婴儿出生到产生第一个具有真正意义的词之前的时期

B. 咿呀学语阶段

C. 简单发音阶段

D. 婴儿模仿一些非语言的声音或成人发出的声音

E. 学话萌芽阶段

6. 处于句法结构发展哪一阶段的儿童常常用"球球"表示"这是一个球""我要球球"等。

A. 单词句 B. 完整句 C. 双词句 D. 电报句

E. 简单单句

7. S-S 法评估适用对象不包括

A. 1.5～6.5 岁的语言发育迟缓儿童

B. 虽已超出 6.5 岁，但其语言发展的现状未超出此年龄段水平的儿童

C. 听力障碍所致的语言障碍儿童

D. 孤独症（自闭症）儿童

E. 学龄前的获得性失语症患者

8. S-S 法评定的核心为

A. 符号形式与指示内容关系 B. 基础性过程

C. 交流态度 D. 说话量

E. 哭闹行为

9. 语言发育迟缓的初次评定目的不包括

A. 判断语言发育迟缓的类型 B. 调整治疗方案

C. 根据评定结果制定康复治疗计划 D. 衡量语言发育迟缓的程度

E. 确定有无语言发育迟缓

10. 儿童能够用三词句理解与表达事物状态应达到哪个阶段

A. 1 阶段   B. 2 阶段   C. 3－2 阶段   D. 4－2 阶段

E. 5 阶段

11. S－S 法评估结果：操作性课题＞言语符号的理解=表达，属于

A. A 群 a   B. A 群 b   C. B 群   D. C 群 a

E. C 群 b

12. S－S 法阶段 2－1 评定内容是

A. 两词句评估，三词句评估   B. 手势符号

C. 主动语态，被动语态   D. 语言符号的口语表达

E. 功能性操作

13. 手势符号训练方法不包括

A. 状况依存手势符号的训练   B. 表示事物的手势符号训练

C. 词汇扩大训练   D. 利用手势符号进行动词训练

E. 利用手势符号进行短句训练

14. 下列各项不属于语言发育迟缓传统训练方法的是

A. 未学会语言符号阶段训练   B. 手势符号训练

C. 词汇训练语句训练   D. 表达训练文字训练

E. 听觉统合训练

15. 下列各项不属于语言发育迟缓总体训练目标的是

A. 提高语言表达能力   B. 提高理解能力

C. 提高智力   D. 具有能独立进行语言学习的能力

E. 促进其利用语言符号与他人进行语言交流活动

16. 语句训练方法不包括

A. 两词句的训练   B. 三词句训练

C. 可逆句训练   D. 被动句训练

E. 手势符号表达训练

17. C 群（发育水平低于实际年龄）的训练目标是

A. 以获得言语符号（理解）与建立初步的交流关系为目的

B. 掌握与理解水平相致的言语表达能力

C. 扩大理解和表达范围

D. 获得词句水平的理解，全面扩大表达范围

E. 进行以改善其交流态度为目的的训练

18. 下列各项不属于沟通交流训练方法的是

A. 从初期的抚爱行为到要求行动的形成   B. 从事物的操作到交换游戏

C. 交换使用语言符号   D. 语言符号的口语表达

E. 促进视线的接触

19. 词汇训练方法不包括

A. 名词训练   B. 动词训练   C. 形容词训练   D. 被动句训练

E. 以图片形式为主训练

20. 言语训练系统/软件的应用不包括

A. 智力发育迟缓患者　　　　　　　　B. 脑性瘫痪患者

C. 精神疾病患者　　　　　　　　　　D. 学习困难患者

E. 孤独症谱系障碍患者

21. 口部运动障碍治疗不包括

A. 下颌抵抗法、下颌控制法　　　　　B. 唇运动治疗

C. 舌运动的治疗　　　　　　　　　　D. 下颌分级控制和下颌自主运动治疗法

E. 进行以改善其交流态度为目的的训练

二、思考题

1. 根据符号形式－指示内容的关系，叙述儿童语言发育可分为哪些阶段？

2. 简述语言发育迟缓的训练目标。

（智　娟　朱龙云）

第七章

口　　吃

学习目标

1. **掌握**　口吃的定义和治疗方法
2. **熟悉**　口吃的症状和评分方法
3. **了解**　口吃的病因
4. 学会口吃的评定方法及治疗技术。
5. 具有较强的责任心和耐心，有良好的与患者、患者家属和其它治疗相关人员的沟通能力。

扫码"看一看"

扫码"学一学"

第一节　概　　述

一、口吃的定义

口吃（stutter）是一种言语流畅性障碍，俗称"结巴"。世界卫生组织对口吃的定义为：口吃是一种言语节奏的紊乱，即口吃者因为不自主的声音重复、延长或中断无法清楚表达自己所想表达的内容。口吃的流行率在各种语言和文化中十分相似，在 1%左右。统计表明，在中国大约有一千万人患有口吃。因此，口吃是一种重要的言语障碍。正常人偶尔也会出现以上的情况，或因想不起恰当的词汇而说话中断、重说一遍或者自我修正等所致的非流畅性言语不属于口吃，真正的口吃多表现为一种慢性疾病的状态。

二、口吃的病因

近年来，口吃的研究者开始从医学角度寻找口吃的原因，认为口吃可能是生理和心理多种因素作用的结果，主要病因有以下几种。

（一）模仿和暗示

大部分口吃患者多是由于其在儿童言语的发展过程中模仿口吃者说话所致，即口吃的习得理论。在亲友、同学和邻居中，如果有口吃的人，就会成为模仿对象，久而久之就养成了口吃的习惯。

（二）社会心理因素

口吃的发生与人的心理因素有很大关系，如儿童受到惊吓、被严厉斥责、惩罚、嘲笑、重大生活事件打击、过度紧张、环境突然改变等引起的恐惧、焦虑等均会对儿童语言发育造成不同程度影响。

（三）遗传因素

统计资料表明：口吃患者家族中口吃的发生率可达 36%～55%；口吃患者一级亲属口吃的发病率是普通人群的 3 倍以上；同卵双生子口吃发生率高于异卵双生子；领养儿童口吃与他的实际父母口吃密切相关而非养父母。

（四）疾病因素

口吃疾病因素如小儿癫痫、麻疹、热病、脑病、百日咳、猩红热、鼻炎、扁桃体炎或肥大等。

（五）神经系统因素

医学家在研究口吃的脑功能影像过程中，提出了口吃的大脑优势理论。他们认为正常人的双侧半球在言语的产生中需互相协作，左半球起主导作用，而口吃者缺乏大脑优势，造成激活言语肌肉的双侧神经冲动的不合拍。如果让人从惯用的一只手改到另一只手，使发送到言语肌肉的神经冲动的传递受到干扰而出现功能混乱，就会导致口吃的发生。

三、容易出现口吃的场景

（一）成人在以下几种场合较多见

必须给对方一个好印象；听者的反应（事先预感）；表达内容的重要程度；发觉自己口吃；全身性紧张。

（二）儿童在以下几种场合说话时会欠流利

非常激动；急于表达和与他人抢话；在严厉的束缚下；与不喜欢自己的人说话时；使用较难的词汇或使用尚不习惯的词句；在吃惊、害怕、恐惧、窘迫、失望等情绪下谈话。

四、口吃的症状分类

口吃症状是指说话困难或预感到说话困难时所引起的一系列反应。从言语、动作、情绪方面考虑，又分别以"言语症状""伴随症状""情绪性反应""努力性表现"等来进行具体总结。

在对口吃症状分类时，需要分析从开始口吃到当前状态的全部过程。必须详细了解患者的居住环境、言语环境、家庭环境、家族史及变迁史这些环境因素对言语发育的影响。随着口吃的延续，患者还会出现心理方面的问题，所以也要了解患者的自我评价情况。

（一）言语症状

口吃主要为言语方面的异常，症状可分为五群：

A 群：①音、音节的重复；②词的部分重复；③辅音部延长；④元音部延长；⑤重音或爆发式发音（在不自然的位置当中）；⑥歪曲或紧张（努力发声结果出现歪曲音，或由于器官的过度紧张而出现的紧张性发音）；⑦中断（构音运动停止）；⑧间断（在词中或句中出现）。

B 群：①准备（在说话前构音器官的准备性运动）；②异常呼吸（在说话前的急促呼吸）。

C 群：①语句的重复（词句以上连贯的重复，并非是强调及感情的表达）；②说错话（言语上的失误，也包括朗读错误）；③自我修正（包括语法、句子成分等的修正、反复）；④插入（在整个句子中插入意义上不需要的语音、词、短句等）；⑤中止（在词、词组或句子未完时停止）；⑥间隔（词句中不自然的间隔）。

D 群：①速度变化（说话速度突然变化）；②声音大小、高低、音质的变化（由于紧张在说话途中突然变化）；③用残留的呼气说话（用残留的呼气继续发音）。

E 群：其他症状（A～D 均不属于）。

（二）伴随症状

伴随症状即口吃患者为了克服口吃而产生的身体某一部分或者全身的紧张及附加运动，常常伴随着种种引人注意的奇怪动作（表7-1）

表7-1　口吃患者的伴随症状

身体部位	伴随症状
构音器官、呼吸系统	喘气、伸舌、弹舌、歪嘴、张嘴、下颌开合
颜面部位	鼓腮、张大眼睛、眨眼、闭眼、抽噎、张着鼻孔
头颈	颈部向前、后、侧面等乱动
四肢	四肢僵硬、手舞足蹈、用手拍打脸或身体、用脚踢地、握拳
躯干	前屈、后仰、坐不稳

（三）努力性表现

努力性表现是指口吃患者为了努力避免口吃或极力想从口吃状态中解脱出来所表现出来的解除反应、助跑现象、延长和回避。

1. 解除反应　当出现口吃时努力从口吃中解脱出来，全身用力、加进拍子、说话暂停、再试试等。

2. 助跑现象　当在插入、速度、韵律等方面出现问题时，有目的的使用助跑现象。

3. 延长　将难以发出的音特意延长，发音前有婉转表现或貌似思考样。

4. 回避　尽量避开目的音，放弃说话或用别的词语代替，或使用非言语形式。

（四）情绪性反应

可在预感口吃时、口吃时或口吃后出现。

1. 表情　脸红、紧张、为难等；

2. 视线　将视线移开或不定、偷看对方、睁大眼睛、死死地盯着对方；

3. 行为　笑、焦躁、手脚乱动、屏息不出声、假咳嗽、从某个地方逃走、癫痫样发作、事先避开某种场景或某人等；

4. 态度　故作镇静、虚张声势、采取攻击态度、做怪相、害羞状、心神不定等；

5. 说话方式　开始说话很急，说话量急速变化、声音变小、语音单调、欲言又止等。

（五）波动性

口吃患者初期流畅性与非流畅性常常交替出现，称为"波动"。多种原因都可能造成口吃的波动，尤其是在儿童期多见，可在生病时、寒暑假期间、居住环境改变后等多种情况下发生，但随着年龄的增长及口吃的进展，流畅期越来越短。

（六）一贯性

在反复朗读同一篇文章时，在同一个位置、同一音节中出现口吃，这种在谈话中常可见到的情况是一贯性表现。重度口吃患者一贯性都很高。

（七）适应性

指在反复朗读同一篇文章时，口吃频率会降低，口吃越重这种适应性就越低。

扫码"学一学"

第二节 口吃的评价

由于每个口吃者容易引起口吃的语音不同，所以在设定检查课题时，要考虑言语学方面的要素。这些要素包括：语音的种类、词类、词汇的使用频率、抽象度、音的组合、词、句的长度及语法复杂程度等。除此之外，也要评价患者口吃所伴随的表现。

一、病史询问

要了解从开始口吃到现在的发展经历，还必须详细了解其居住环境、家族史、语言环境、家庭环境及变迁情况。另外，随着口吃的进展，会出现心理方面的问题，比如自己如何看待觉察到口吃的情况和由于口吃所造成的问题及不愉快，而且要了解患者是如何自我评价的。

二、无阅读能力前儿童口吃的评价

在口吃的评价方法中，儿童的阅读能力低于小学三年级，被视为没有阅读能力。以下项目适合这些儿童。

（一）向口吃儿童的父母询问

适用于年龄较小的儿童和不配合检查的孩子，有时也适合怀疑自己孩子口吃而又担心孩子到医院就诊后心理方面会受到影响的家长。

（二）会话

可以由检查者和孩子进行会话，也可观察口吃孩子和其父母的会话。目的是了解口吃孩子在实际生活当中的说话情况，还可以了解口吃孩子是否有回避现象。幼儿园的孩子可以问孩子喜欢什么小动物，幼儿园的情况，喜欢什么玩具等，上学的孩子可以询问学校的情况等，最好选用能让孩子多说话和感兴趣的话题来交流。

（三）图卡单词命名

根据孩子的年龄选用10～20张名词和动词图片，可以在命名和动作描述中了解词头音出现口吃的情况和特征。

（四）句子描述

选用简单和较复杂的情景画图片，了解在不同句子长度及不同句型当中口吃的状况。在评价中注意给孩子一定的时间来反应，必要时予以少量的引导语引导孩子进行描述。

三、有阅读能力和成人期口吃的评价

在评价方面，有阅读能力儿童与无阅读能力儿童有所不同，一是评价难度增加，另外朗读的内容也会增加。

（一）自由会话

以了解日常生活中的说话状态。根据语音的种类了解口吃的特点。

（二）单词命名和句子描述

用名词、动词和情景图片了解不同层级语句中口吃的表现和数量。

（三）单词朗读

用单词和字卡了解单词朗读，尤其根据词头音不同口吃表现的差别，检查结果与口语命名结果相比较。

（四）句子朗读

用句子卡片以了解句子朗读时口吃的状态，还可以了解口吃在句子中的位置及不同语法难度对口吃的影响，还可以了解口吃的一贯性和适应性。

（五）回答提问

以了解患者回答问题时说话状态及口吃的状态。

（六）复述

了解口吃患者在被刺激及相伴复述的情况下所改善的程度。

四、口吃程度分级

根据口吃的出现频率，将口吃分为轻、中、重度三级。

（一）轻度口吃

2分钟内出现口吃1～5次，说话时偶尔出现口吃，一般能表达自己意愿。

（二）中度口吃

2分钟内出现口吃6～10次，说话时常出现口吃，勉强能表达自己的意愿。

（三）重度口吃

2分钟内出现口吃10次以上或无法说话，说话时频繁出现口吃，很难表达自己的意愿。

五、口吃评定记录表

口吃评定记录表的相关内容，见表7-2。

表7-2　口吃评定记录表

检查日期：　年　月　日	
检查时间	
检查者姓名	
1. 基本情况	
姓名	性别
出生年月日	年龄
职业或学校	
幼儿园或托儿所	
住址	
家庭成员	
近亲中是否有类似疾病	
2. 主诉	
3. 口吃以外的障碍	
（1）	发病年龄
（2）	发病年龄
（3）	发病年龄
（4）	发病年龄
4. 生长史、口吃史、现病史	
（1）生长史（包括发育方面、环境方面、既往史）	
（2）口吃史的总结	
（3）现在口吃状态以及对口吃的态度	
（4）其他专科检查结果	
（5）检查及观察小结	
①交流态度。②言语行为。③非言语行为（游戏、非言语行为中智力发育情况，日常生活行为等）。④运动发育（身体发育、粗大运动、精细运动发育等）。⑤发音说话器官的形态及功能（发声、持续呼气、舌运动）。⑥口吃症状的评价及小结。⑦口吃特征：a. 言语症状；b. 伴随症状；c. 努力性；d. 情绪性反应。⑧引起口吃的场面。⑨是否有可变性：a. 一贯性；b. 适应性。⑩预感口吃发声的自我判断。⑪促进口吃的原因：a.本人方面的条件；b.环境方面的条件。	

扫码"学一学"

第三节　口吃的治疗

一、口吃的治愈标准

根据 Silverman 标准，口吃治愈需要符合以下条件：

（1）患者言语不流利的数量在正常范围内；

（2）患者言语的流利程度在正常范围内持续至少 5 年；

（3）患者本身不再认为有口吃，不存在流利障碍或再次发生此类问题。

在达到预期的治疗目标后，一般还要观察 1 年到 1 年半左右，才能完全结束治疗，这是因为在训练中虽然恢复了流畅性言语，但在训练结束后可能还会出现非流畅性言语。

二、儿童口吃的治疗

（一）对口吃儿童父母的指导

下面这些方法是教父母如何鼓励孩子在放松的语言环境下说话，治疗人员与父母共同努力实施治疗方案，能有助于家长早日解决儿童口吃问题。

1. 速度　影响流畅性的因素之一是儿童及倾听者们的语速，儿童经常加快语速以紧跟成人的言语节奏。当儿童语速加快时，特别是 2～4 岁的小孩，他们可能出现重复和拖音现象。因为其口唇和下颌不能快速移动，同时，在快语速时很可能出现语音形成与呼吸的不协调，一旦儿童学会快速说话，要减慢速度就较难，如果我们能减慢语速，那么儿童就有可能相应地减慢语速。我们这样说会有帮助："不必急，我们有相当多的时间听。"而不应该对他说"慢慢说，放松点"之类的话。因为这些建议会使他感到说话时犯了错误，以后应该闭嘴。当他尝试努力地从错误中解脱出来，他的肌肉会变僵硬，非流畅性言语会增加。有些儿童语速加快时，言语尽管流利，但不清楚，他们处在较兴奋状态时，某些语言就难以理解。儿童说话极快时，可出现起始词重复、词部分重复或连接词重复，如："那……，和……"从而保证他们自己充分的思考时间。

2. 提问　当提问问题数量很多时，儿童非流畅性言语增多。许多成人与儿童的交流为提问式，而问题常常把儿童卡住。我们认为改变口语交流方式，减少提问次数，如减少 50% 问题数量，效果较佳。陈述技巧如当小孩玩时，父母用一些简短的句子对小孩谈论他在做什么，想什么，有什么感受，说话语气要适中，不要让孩子感到你在给他做训练，否则孩子可能会拒绝。

3. 言语表达　对孩子要避免"做给我看，过来说说"的习惯，因为这样干扰了儿童的思维过程，需要大量记忆，过分关注语言的形成。如成人应该避免对小孩说"告诉爸爸，你去过哪里？""告诉爸爸，我们过去见到了什么？""告诉妈妈，你生日得到了什么？"等等，家长可以描述父亲、母亲、爷爷过去的某些事情，儿童插嘴发表自己的看法。

4. 随时随地　如果家长能经常谈论当时发生的事情，儿童的流畅性言语就会增加。当谈论的物体和事情在他们面前时，儿童发音更加流畅，获得词汇速度加快。但如要儿童回忆昨天或两小时前他做了什么，看到了什么，他会搜寻名字或单词来表达他的想法，可能不利于他的流畅性言语的表达。实物特征就可能会促进口语形成，当然，也可以用图画代替实物，与儿童一块看图书或故事书时，避免采用"合上书考试"的方式，可以问"这些是什么？"或"小狗有尾巴吗？"等。可以让儿童图画命名或描述图画的特征或评论图画上的行为，如小孩能自发地给图画命名或进行评论，就更容易诱导出流畅性言语。

5. 即刻重复　对于3岁以下的儿童，如能重复其他人刚才说过的话，非流畅性言语可以减轻。当儿童口吃时，治疗人员或父母小心地简单流畅地重复刚刚说的话而不引起他对口吃的注意，这不可以使儿童知道我们已经明白他的意思，这时他能放松地愉快地交流。建议只有父母亲采取"重复"技巧，并在2～3个月后逐渐停止。一旦儿童消极抵抗"重复"技巧或认为他们被取笑，立即中止该技巧的使用。

6. 倾听与关注　当儿童要求我们注意听他们说话时，其语言流畅性增加。他们不善于等待说话的机会，为了引起注意，他们经常打断我们说话或干扰我们的活动。许多儿童说话时要求我们看着他们，注视他们的眼睛，不希望我们边听边做饭或看书。往往要求我们100%的注意力。如果当时我们不能集中全部注意来听，可以让儿童稍等片刻。当父母边听边干别的活，如集中注意力开车时，儿童就有可能说话更加不流畅，因为当时父母不可能很好地注意孩子，另外，他要求你注意的东西会随着汽车的奔驰消失得无影无踪。儿童以人的名称为起始语如"妈妈"开始说话时，重复3～10次，词语的余下部分就有可能流畅，就得看"重复"妈妈是一种"嘿，听着"的信号，还是在说话前保证足够的时间组织他的思路。

7. 言语的发育　2～4岁儿童的非流畅性言语为语言发育的一个阶段，他们可能正学习新词汇并尝试用这些新的词汇连成句子，或者正学习不同于陈述句的疑问语序，也有可能正拓展言语的表达和理解。对处在单词获取和言语形成阶段的儿童表现出的不流畅性言语，我们的目标是减轻言语发育过程中的压力，减少对儿童在单词、概念、颜色和书写方面的教育，这在2～3个月内非常有用。尽管他们可能中断学习，但可以在很轻松的环境中学习，一旦流畅性言语建立，父母就可以继续对其进行教育。

谈话时使用简短句；将长句分成几个短语，中间稍加停顿，如将电话号码分成几个部分一样。我们观察到，如儿童用三四个单词的简单句说话，言语就较流畅，所以对保持言语的流畅性来说句子长度至关重要。努力尝试超出生理能力以外的呼吸、发声、说话的协调运动时，许多儿童的非流畅性言语会增加。另外，信息的不确定程度越高，句子越长越复杂，儿童决定表达语言的方式越多，协调性就越容易被打乱，非流畅性言语就会增加。

（二）建立专门流畅性技巧

经过咨询和医生的指导，有些儿童的口吃消失了，有些口吃得到了改善，但也有一些儿童严重程度改善不明显，可能是环境的干预和交往方式的改变对儿童口吃的矫正效果不明显，那么直接改变儿童说话行为就很必要。对口吃儿童的干预，传统的方法是不进行直接的训练，但近年来的研究证实，对以下三种口吃儿童需要进行直接的干预或训练：①说话时呼吸气流的处理不当或声音紧张；②有意识地中止口吃；③有意识地回避口吃。

医生根据两岁半至四岁半儿童运动协调、理解、构思等方面不成熟的特点设计合适的治疗方案。治疗重点不是在口吃本身，而是尽可能地应用合适的指导性技巧教口吃儿童如何在口唇处于放松状态时发起始音或词。这个年龄的儿童对口头指令理解较少，许多儿童即使在"模仿"游戏中也难以顺从医生的指导，他们个性又较强。有时，我们可以对一些学龄前儿童示范发音技巧并教他们"看我的嘴，跟着我说"，能使他们学会说单词的技巧。对一个个性强、敏感的儿童说"说出这个词，容易"往往效果不好，他会拒绝你，也不与你合作。较明智的选择是说"做下一个，非常容易"来达到你所要求的言语行为模式。我们的目的是教儿童"控制嘴轻松说话"，对于学龄前儿童，通常不教他们感到太容易或太难的词。当儿童不能说出某个词时，他会想方设法去说以至于出现"阻塞"现象、恐惧心理。当儿童意识到自己说话费力，就愿意服从医生的指导，只要口吃稍有改善，他就认为"口吃能控制了"，然后就无拘无束地玩耍去了。然而，医生应该继续努力遵循和运用下面谈到的治疗原则和方法，以确保儿童说话更加流畅。当儿童感到交谈非常愉快时，口吃的治疗也就成功了，下面每一个技巧，儿童每次练习 3～5 分钟即可。

下面的治疗方法应用之前，应向其父母解释因为他们的儿童口吃持续时间较长，喉的关闭和呼吸气流已出现功能紊乱，单纯减轻压力的方法已不能减轻或消除口吃，需要进行必要训练。根据儿童异常情况有针对性地进行治疗。治疗的方法和原则如下。

1. 速度　设计一种缓慢说单词或短语的游戏，要求儿童缓慢地说话并向其示范如何缓慢说话，杜绝儿童"波浪"（时快时慢）似的言语，如可能缓慢说上 15～25 个单词。减慢语速可减少单词重复的次数，易化起始音的发出。

2. 音量　设计一种大家说话都柔和的训练，因为儿童也许能说某些特别的短语或句子但不柔和。医生要求儿童轻轻地说话时，许多时候儿童只会说悄悄话（声带不震动而用呼吸声说话）。医生并不希望出现大声低语（loud whisper）的效应，因为这样会增加肌肉的紧张度而出现喉部和膈肌发紧的现象。如喉部紧张度还没达到预期的放松状态，轻柔、缓慢地说话有可能导致轻微、多次"阻塞"或"重复"现象，而没有气流中止的"阻塞"现象，那么口吃就已经有所改善。临床观察当阻塞时间短或仅有"重复"现象时，这些儿童拖词或重新整理句子的可能性较小，对将要说出的目标词或当目标词出现时，口吃的出现也比较少。要让他们针对性地练习经过选择的词汇，最大限度地提高喉功能。

3. 语音　口吃儿童说话时"元音"、"浊辅音"、"清辅音"会对口吃产生影响，也要关注词的"起始音"与"终止音"对喉功能的影响。许多儿童当遇到起始音为元音或双元音时，口吃更加严重，有时发起始词困难，出现停顿现象。一般情况下不需要让患儿知道哪些词说起来会比较困难，如果他很在意这一点，就可以告诉他某些单词容易说出来，帮助他们回避难度大的单词。

4. 呼吸和呼吸气流的控制　深呼吸、喉头与口腔气流中止、喘气、说话气流不足、长句"拖延"为某些口吃患者常见的症状。对儿童来说，呼吸气流的控制可能较难，因此，应设计一种儿童可以放松呼吸，回到正常呼吸模式的游戏。首先，做不需要说话的活动，如父母、小孩、医生背对背坐着，放松（不是"睡眠休息"），看着天花板，极轻松地吸气、呼气，不改变正常的呼吸模式。放松后，再以极小呼气量轻柔地呼出气体。这是父母与小孩均参与的治疗模式，首先是医生示范，然后父母模仿，再后小孩模仿。接着以"微风"方式发"ooo"、"uuu"音，如小孩情愿的话，医生可以用同样的方式说一些数字或词，然后让小孩模仿。开始时，每次呼气发一个单词，后面每次呼气发短语和短句，保持气流和发音的连续性。还有一种有效的技巧是儿童和父母做一种慢慢移动海龟的游戏：在牛皮纸上画一条路，一座小山，海龟轻轻地从山上滑下来，徐徐地移动。同样的道理，让一个音或一个字慢慢地滑下来。目的是使所有声音轻柔缓慢地说出来，仅拉长起始音或元音是不正确的。

5. 努力性和肌肉紧张　有时儿童说话时似乎在挤出某个单词，胸腹部僵硬紧张，要直接告诉他放松，他往往不知道怎么做。医生可一边轻轻按摩其腹部，一边说"保持你的肚子软软的"，对某些儿童比较奏效。

6. 节律　如儿童喜欢唱歌，可以用一些词或音节唱歌，唱歌时可以用拍手或用木勺敲击塑料碗以获得节律效应，节拍手段应多样化。也可以利用敲鼓来训练节律。

7. 态度　在适当的情况下，儿童应该倾听谈话，父母也应该学会如何与他交谈。当成人说话出现错误时也不是一件大事，因为能够改正错误。另外，错误并非"坏事"，这可以提示父母或医生与儿童口头交流时需要尽量不用评定性单词，如"正确"、"错误"、"好"、"坏"、"非常好"，而以称赞性的话语，如"我们的想法相同"和"他画了一张漂亮的图"取而代之，让他感到不必费力说话，成人也能参与他的谈话。可以将这种策略与治疗口吃的其他策略结合使用。

在当今文化氛围中，对待个人感受和生活的各个方面，许多家庭都在尝试一种开放的方式，因而有人建议应忽略儿童口吃的存在，当儿童口吃出现时避免指责式的处理。父母常常关心小孩碰伤、弄脏手、撕破衣服，而口吃儿童期望父母关心他们说话困难，帮助他们说话。父母可以给孩子包扎伤口，治疗胃疼，修理儿童自行车，为什么就不能纠正口吃问题呢？儿童哭叫着表达他们关心的问题，直接的原话有："你是不是不喜欢我说话的方式"、"我发 n、t 音时很难"、"医生忘记问我哪些单词发音困难了"等。如儿童已经关心语言流畅性问题，就没必要回避。父母可以平心静气地说："是啊，有时说话是很困难，但并非总是这样，有人知道怎么帮你说话。"医生与父母共同努力，减少流畅性干扰因素，建立流畅技巧，就会改变儿童口吃行为。

三、成人口吃的治疗

成人的治疗方法也适合年龄较大又能配合治疗的儿童，在方式上可以采用强化的形式，用 1～2 周的时间进行集体强化训练，也可以到医院接受语言治疗师的训练，每次训练的时间为半小时至 1 小时，但后者治疗需要的时间较长。

（一）控制言语节律与速度

对一些语速非常快的口吃者可以用节拍器控制口语语速，节拍器上具有不同的刻度，可以按要求设定、选定速度，最初可以从每一分钟 40 节拍开始训练，逐渐提高速度。

（二）韵律训练

可以利用韵律的方式治疗，选用一些单词让患者将字与字之间用韵律连起来，熟练以后可以用同样的方法训练句子。另外，也可以让患者先用"哼"语的方法将词读出来，再用口语读出，句子训练的方法与此相同。

（三）齐读

另一种立即减少不流畅语量的技巧是治疗人员与口吃者同声朗读。它起效的原因是改变了说话者的听觉反馈，这种反馈包括了不同的组成部分：从关节、肌腱和肌肉感受器中获得构音器官运动和位置的反馈，即本体感受性反馈；从感受触觉和空气压力改变的感受器中获得构音器官，如唇、牙槽和舌相互接触的反馈，即触觉反馈；另外，听自己说话，即听觉反馈。听觉反馈又包括两个部分：通过气传导听他人说话，通过骨传导听自己说话。同声朗读时的听觉反馈与正常朗读不同，主要在于同声朗读时有气传导参与其中。说话者不仅听到他自己的声音，还同时听到别人和他一起读的声音，也许正是这种听觉反馈的改变使同声朗读对言语流畅性产生了效果。

（四）听觉反馈仪器的训练

近年来，口吃听觉反馈的重要性和改变听觉反馈对提高口吃者言语流畅性的临床价值被越来越多的人认识，尤其是延迟听觉反馈的应用受到了广泛的关注。

 知识链接

美国新泽西州的一位工程师 Bernard S. Lee 在 1950 年首先发现和研究了延迟听觉反馈的现象。这种听觉反馈的延迟能导致正常说话者言语不流利。Lee 将这种效应描述为："这种延迟的受控制的回声效应是令人吃惊的。它会导致正常人的口吃，提高音调或音量的同时减慢语速或完全停顿。"许多研究表明延迟听觉反馈对正常人言语的直接效应是声音的省略、替代和添加，音节的重复。间接的效应是减慢语速和提高音量和音调，这是说话者为克服延迟听觉反馈的直接效应而产生的。听觉反馈的延迟能导致言语中断的原因还不明了。一种比较牵强的假说认为延迟听觉反馈效应是示意继续说话的本体感受性反馈和示意等待片刻的听觉反馈之间冲突的结果。一些学者做了进一步的研究，以寻找在延迟听觉反馈效应发生的过程中哪些因素在起作用。这些因素包括：年龄、延迟时间、性别、语速、语言的掌握、音响、单耳和双耳的输入、效应持续时间等。目前发现存在明显的年龄差异，越年轻，延迟听觉反馈效应越敏感。这似乎提示随着年龄的增长，人们在言语的产生中对听觉反馈的依赖减少。延迟听觉反馈对正常说话者会产生效应，口吃者在延迟听觉反馈的情况下，他们言语的流畅性也有了改善。虽然这种效果很早就被一些研究者所报道，但直至近年来才有越来越多的医师开始相信使用延迟听觉反馈可能是一种治疗口吃的方法。但这种方法只是对部分口吃者有效，而且应该在医生的指导下应用。

（五）肌肉放松训练

利用放松肌肉的方法使患者全身放松，在放松的情况下说话，并可合并运用齐读法，逐渐减少身体的放松部位，然后说话，最后慢慢适应在非放松的条件下说话。

（六）心理治疗

成年口吃者比儿童存在更严重的心理伴随症状，初期阶段以重复为主，口吃者本身没有自我感知。由于症状的加重，口吃出现堵塞的情况后，患者逐渐有所认知，并伴随情绪反应，更有甚者口唇、舌出现震颤的现象。这对于患者本人是一个极大的打击，表现出无能为力和绝望的心情，口吃症状逐渐恶化和加重。在口吃的心理治疗方面，应该让经验丰富的心理治疗专家参与治疗，给予患者战胜疾病的信心，积极配合治疗。

（七）药物疗法

目前尝试的药物治疗有抗焦虑、抗抑郁、支气管扩张剂等，这些药物可在一定程度上改善口吃症状。常用药物如氟哌啶醇，对治疗口吃有一定效果，但副作用较大，而且容易引起药物的依赖。

本 章 小 结

本章主要讲述口吃的定义、临床症状及相应的康复评定、康复治疗方法。重点对口吃评定法及康复治疗进行了详细的阐述。同学们通过本章的学习，要尽量掌握口吃的评定及康复治疗，使更多的口吃患者通过我们的治疗而受益。

习 题

扫码"练一练"

一、选择题

1. 成年人发生口吃时是在什么情况下

A. 在严厉的束缚下说话　　　　　B. 急于表达和他人抢话时

C. 全身性紧张　　　　　　　　　D. 与不喜欢自己的人说话时

E. 模仿他人

2. 以下哪项为语言治疗的适应证

A. 严重的智力障碍　　　　　　　B. 情感障碍

C. 口吃　　　　　　　　　　　　D. 行为障碍

E. 严重的意识障碍

3. 孩子说话欠流利的情况是因为

A. 必须给对方一个好印象　　　　B. 急于表达和他人抢话时

C. 在严厉的束缚下说话时　　　　D. 与不喜欢自己的人说话时

E. 表达内容的重要程度

二、思考题

1. 简述儿童口吃的治疗方法。

2. 简述成人口吃的治疗方法。

（郑若楠）

第八章

听力障碍

案例讨论

【案例】

某患者，男，5岁，有交流障碍。3岁半时查出有听觉障碍，未采取助听治疗。检查：双耳纯音测听（500Hz、1000Hz、2000Hz、4000Hz）平均听阈为65dB HL，诊断为中度感音神经性聋。

【讨论】

1. 听觉干预措施是什么？
2. 康复措施是什么？

扫码"看一看"

扫码"学一学"

第一节 概 述

听力和听觉是两个不同的概念。听力是指人们听声音的能力，主要依赖完好的听觉生理器官和完整的听觉传导通路。而听觉是指对听到的声音，进行理解、记忆、选择后形成听觉概念的综合能力，需要人们协调运动多种感官功能及认知心理能力等。听觉是对声音的行为反应，是通过大脑对输出的声音进行分析后所获得的感受，是由感音、传导、中枢分析、传出等过程组成。

一、听力障碍的概念

听力障碍（简称听障），又称听力残疾。是指人由于各种原因导致双耳不同程度的永久性听力障碍，听不到或听不清周围环境声及言语声，以致影响其日常生活和社会参与。

二、听力障碍的分类

听力障碍可以分成以下种类：根据听力受损的部位可分为传导性听力障碍、感音神经性听力障碍、混合性听力障碍；按照听力障碍程度可分为听力残疾一级、听力残疾二级、听力残疾三级、听力残疾四级；按照遗传与否可分为遗传性聋和非遗传性聋；按照听力障碍发生的时间分为先天性听力障碍、后天性听力障碍；按照与语言学习之间的关系分为语前听力障碍、语后听力障碍。临床上最常用的分类方法是按照听力障碍的部位划分：

（一）传导性听力障碍

由于外耳、中耳的病变，使得经空气径路传导的声波受到阻碍，引起到达内耳声能的减退，从而导致不同程度的听力障碍称为传导性听力障碍。该类障碍很少导致高于60～70dB的听力损失，可以通过放大声音、医学治疗或手术减轻。

（二）感音神经性听力障碍

由于内耳毛细胞、血管纹、螺旋神经节、听神经及听觉中枢的病变，导致声音信息的感知、传递和分析过程受到阻碍，由此引起的听力障碍称为感音神经性听力障碍。根据病变部位又可分为耳蜗性聋和耳蜗后性聋。

（三）混合性听力障碍

由于听觉传音系统和感音系统同时受累导致的听力障碍称为混合性听力障碍。

三、听力障碍与语言发育的关系

健听儿童在出生前就开始聆听，通过日常生活中的不断积累习得语言，发展言语能力。而听障儿童在语言发育的关键年龄（3岁以内）缺乏言语和环境声的刺激，影响脑功能的正常发育，导致听障儿童的言语、语言发展迟缓或异常，很难像健听儿童一样完全在自然生活中习得母语。听障儿童语言发展的特点体现在语音、语义、语法、语用、语言等语言习得的各个方面。因此，及早在听力干预的基础上，开展听障儿童的听觉、言语训练尤为重要。

影响听障儿童言语、语言发展水平的主要因素有以下几个方面：①听力损失的程度，是造成听障儿童语言学习困难的最直接原因。听力损失程度越重，对言语发展的影响就越大；②听力障碍发生的年龄，听力障碍发生得越早，对儿童言语、语言发展的负面影响越大；③听力干预与听觉言语训练的状况，听力干预越早，佩戴或植入助听设备越及时，听力补偿（重建）效果越好，持续佩戴助听设备的时间越长，听障儿童的言语、语言发展效果越好。佩戴或植入助听设备后，听觉言语训练质量高，听障儿童的言语、语言能力的进步就快；④儿童自身因素，听障儿童的性格特点、认知水平、学习能力、身体发育和健康状况等会直接影响其言语、语言发展。性格外向、乐于交往的听障儿童会获得更多的沟通交流机会，言语、语言发展相对较快。认知水平高、学习能力强的听障儿童会表现出言语、语言发展的优势，而言语、语言的发展也会帮助听障儿童提高认知能力，二者相辅相成、互相促进；⑤家庭因素，家长言语交流的积极性和呈现语言的内容、特点、方式都会对听障儿童的言语、语言发展产生重大影响。

第二节　听力检查

临床通过新生儿听力筛查、听力学检查、影像学检查及临床检查等对听障儿童进行诊断。由于听障儿童大多为先天性遗传性聋，所以在诊断中新生儿听力筛查和听力检查占主要的地位。

一、新生儿听力筛查

新生儿听力筛查包括目标人群筛查和全体人群筛查两种。目标人群筛查是指仅对具有高危因素的新生儿进行筛查；全体人群筛查也称新生儿普遍筛查，是对所有出生的新生儿进行筛查。目前我国提倡施行新生儿听力普遍筛查，包括筛查、确认、干预、跟踪随访和质量评估 5 个环节。我国使用的新生儿听力筛查技术主要包括耳声发射和听觉诱发电位。

新生儿听力筛查方案包括初次筛查（初筛）和第二次筛查（复筛）两个阶段。初筛是指新生儿住院期间（生后 3～7 天）对其双耳进行耳声发射测试，测试通过人群编入 1～3 岁随访组，未通过人群要在生后 42 天进行复筛。复筛时需进行双耳复筛，即使初筛时只有单耳未通过者，复筛时也应双耳复筛。复筛通过人群进入随访组，复筛未通过的要在出生 3～6 个月内开始相应的听力学检查，确保在出生 6 个月内诊断出是否存在先天性或永久性听力损失，以便实施干预。对于通过新生儿听力筛查，但是具有听力损失高危因素的婴幼儿，至少 3 岁内每 6 个月进行 1 次听力随访，若可疑有听力损失，应及时进行听力学评估。

二、听力检查

在临床医学干预之前，应对听障儿童进行科学的听力检查，目的是测定听障儿童听力损失的部位、程度及性质，以便采取进一步干预手段。婴幼儿的听力学检查，一般以客观听力学检查结果为主，以听觉行为测试为辅。根据儿童的实际年龄填写相应的听觉发育表（表 8-1）作为参考，综合各种检查结果，从而对听力损伤的类型和程度等做出全面系统的诊断。

表 8-1　幼儿听觉发育表

月龄	观察项目
3 个月	大的声音能够惊醒 会寻找声源位置 哭闹时，一打招呼就会停止哭声 哄她/他时会笑 跟她/他说话时，会发出"啊""呜"的声音
6 个月	寻找声源 喜欢发声玩具 能发出笑声 能分辨父母及熟悉人的声音 高兴时会发出咯咯的笑声 冲着人发出声音
9 个月	听到叫他自己的名字时会回头 被批评时会停下动作或哭 冲着玩具发出声音 会发出"ma ma ma""da da da""ba ba ba""ka"等一串音符回应大人

续表

月龄	观察项目
12 个月	能理解"给我""睡觉""过来"等简单词的意思 对说"拜拜"等词有反应 会模仿大人说话 常常说一些无意义的话 能说 1 个或 2 个有意义的词 能模仿词的某个部分

临床听力检查可分为主观检测和客观检测两大类。婴幼儿童常用的主观检测方法有纯音听阈测试、行为测听、言语测听等。客观检测方法有声导抗测试、耳声发射测试、听觉诱发电位测试等。听力检查时，应根据对象的特征选择合适的检测方法。

（一）客观测听技术

1. 声导抗测试　包括鼓室声导抗和镫骨肌声反射，是临床上最常用的客观测听的方法之一。在外耳道压力由正压向负压连续变化的过程中，鼓膜先被压向内，然后逐渐恢复到自然位置再向外突出，因此产生的声顺动态变化，用压力声顺函数曲线的形式将其记录下来以反映鼓室内的病变，称之为鼓室导抗图（或鼓室功能曲线）。Liden-Jerger（1980）将鼓室声导抗分为几种类型：A 型、As 型、Ad 型、B 型、C 型。鼓室声导抗 A 型（正常型）多见于正常耳或感音神经性聋；鼓室声导抗 As 型（低峰型）多见于听骨链固定、早期耳硬化症、鼓膜重度增厚等；鼓室声导抗 Ad 型（超限型）多见于听骨链中断、鼓膜萎缩等；鼓室声导抗 B 型（平坦型）多见于鼓室积液、耵聍栓塞等；鼓室声导抗 C 型（负压型）多见于咽鼓管功能异常、早期分泌性中耳炎等。声反射是一种保护性反射，是指声刺激在内耳转为听神经冲动后，经蜗神经传至脑干耳蜗腹侧核，经同侧或交叉后经对侧上橄榄核传向两侧面神经核，再经面神经引起所支配的镫骨肌收缩，鼓膜顺应性发生变化，由声导抗仪记录，称镫骨肌声反射。镫骨肌声反射主要用于听力障碍的鉴别诊断和定位诊断等。

2. 耳声发射测试　是一种产生于耳蜗，经听骨链及鼓膜传导，释放入外耳道的音频能量。其能量的产生来自于耳蜗外毛细胞的主动运动。按是否由外界刺激声信号所诱发，将耳声发射分为自发性耳声发射和诱发性耳声发射两大类。诱发性耳声发射，按由何种声刺激诱发分为瞬态诱发性耳声发射和畸变产物耳声发射。瞬态诱发性耳声发射是用单个短声或短纯音作为外界刺激声，经过一定潜伏期后，以一定形式释放出的音频能量，又称为延迟性耳声发射。畸变产物耳声发射是用两个有一定频率比率和强度关系的纯音同时刺激耳蜗，得到出现频率与刺激声频率相关的音频能量。耳声发射测试具有简便而灵敏的优点，是婴幼儿听力筛查时首选的测试方法，测试时如未通过则需要进行听觉脑干反应等检测，若耳声发射检测正常而听觉脑干反应异常，则提示可能存在听神经通路疾病。

3. 听觉诱发电位测试　声波经耳蜗毛细胞换能、听神经和听觉通路到听觉皮层传递过程中产生的各种生物电位，称为听觉诱发电位。听觉诱发的生物电位种类较多，一般临床常用的是听性脑干反应（auditory brain stem response，ABR）、多频稳态诱发电位、40Hz 听觉相关电位。

ABR 是通过头皮电极记录听神经和脑干通路对于瞬态声刺激信号的一系列短潜伏期听觉诱发反应。听觉脑干反应具有不需要受试者的主动配合、不受镇静剂的影响等优点，适用于新生儿、婴幼儿、测试困难者的听力检测和评估。

多频稳态诱发电位是采用经过调制的多频调幅音诱发的大脑稳态电反应，可以分频率测试 200～8000Hz 的听觉反应，具有频率特异性、最大声输出强度高、不受睡眠和镇静药物影响、实施快速简便等特点，可以应用婴幼儿、情感或认知功能障碍者、昏迷或麻醉患者以及不愿意配合测听者。

40Hz 听觉相关电位是一种稳态听觉诱发电位，刺激声为短声或短纯音，刺激速率在 40 次/秒时诱发的反应振幅最大，波形是在 100ms 扫描时间内恒定的 4 个相间隔 25ms 的准正弦波，类似 40Hz 的正弦波，因故而得名。

（二）主观测听技术

婴幼儿行为听力测试是重要的主观听力测试技术之一，检查者通过观察婴幼儿受到声音刺激后所引起的听性反应来判断其听敏感度（听阈），如将头转向声源或做出某种动作。根据受试者不同的年龄阶段，婴幼儿行为听力测试方法可分为行为观察测听法、视觉强化测听法、游戏测听法。

1. 行为观察测听法 临床常用于评估 6 个月以内婴幼儿的听力状况，是在给一个刺激声后，觉察婴幼儿的听觉行为反应。刺激声一般为"发声玩具"或言语声。婴幼儿正常听性反应包括：转头、凝视、睁大眼睛、眉毛活动、停止活动或发出声音、四肢运动、眨眼、眼睑反射、惊跳反射等。

2. 视觉强化测听法 临床常用于 7 个月～2.5 岁的小儿听力测试。该法是将听觉信号与光、声和动物玩具结合，使孩子建立对刺激声的条件反射，并吸引孩子转向奖励的闪光玩具，激励孩子即使在刺激声本身不再有趣时，仍能将头转向声源方向，从而获得小儿的听觉对刺激声反映的信息。刺激声一般为纯音，声场测试时一般为啭音或窄带噪声，依次测出 1kHz、2kHz、3kHz、4kHz、0.5kHz、0.25kHz 等各频率的听阈值。游戏如听声捡豆、听声拨珠等。

3. 游戏测听法 临床常用于 2.5～6 岁的儿童。是指让婴幼儿参与一个与其年龄适宜的简单、有趣的游戏，教会孩子听到刺激声音后做出明确、可靠的动作，完成听力测试的一种方法。刺激声一般为纯音，声场测试时一般为啭音或窄带噪声，测试者依次测出 1kHz、2kHz、3kHz、4kHz、0.5kHz、0.25kHz 等频率的听阈值。因儿童注意力集中持续性较差，故测试时间应以 10 分钟为宜，在测试过程中要帮助他们自然放松地参加游戏测听活动。

三、诊断标准

根据 2011 年《残疾人残疾分类和分级》标准 GB/T 26341—2010，听觉残疾分为四级（表 8-2）。

表 8-2 听力残疾分级标准

测试音（纯音 kHz）	级别	较好耳平均听力损失（dB HL）	理解、交流活动活动	参与社会生活
0.5、1、2、4	一级（极重度障碍）	>90	极重度受限	极严重障碍
0.5、1、2、4	二级（重度障碍）	81～90	重度受限	严重障碍
0.5、1、2、4	三级（中重度障碍）	61～80	中度受限	中度障碍
0.5、1、2、4	四级（中度障碍）	41～60	轻度受限	轻度障碍

扫码"学一学"

第三节 助听器的类别及选配

一、助听器的类别

对于确诊为不可治愈的听力障碍应尽早进行干预，针对儿童听力障碍主要采用佩戴助听器和植入电子耳蜗两种干预方法。

助听器从广义上讲是能有效地把声音传入内耳并为内耳的毛细胞接收的装置。狭义上讲是提高声音强度的装置，是声音的放大器。

1. 助听器的组成 助听器主要由传声器、放大器、授话器、电池、开关、音量控制钮、频率或音调控制装置组成。传声器即麦克风，作用是将声波转换成电信号，并传送至放大器。放大器把接收到的电信号进行放大、滤波。最后传给授话器即耳机，将放大了的电信号再转换回声波，输出至耳道。

2. 助听器的类别 助听器根据其传导方式不同，可分为气导助听器和骨导助听器；根据其适用范围，主要分为集体助听器和个体助听器；气导助听器根据外观及佩戴位置，可分为盒式（体佩式）、耳背式、耳内式和眼镜式助听器；根据其芯片中信号处理技术，可分为模拟助听器、数码助听器和全数字式助听器；根据其输出功率，可分为小、中小、中、大和特大功率助听器。

二、助听器的选配

（一）助听器的选择范围及佩戴耳的选择

学龄前儿童处于言语发育的关键期，一经确诊应尽早验配助听器，进行听觉言语训练。听力损失＞80dB HL 的重度以上听力障碍者，在验配助听器效果甚微或无效时可考虑电子耳蜗植入，如不具备条件，可选配特大功率的助听器，以保证能够接受声音刺激，提高听觉敏感性。听力损失在41～80dB HL 者，通过助听器验配一般可获得满意的助听效果。听神经病儿童不是助听器选配的最佳适应证，但若没有其他更好的干预手段，通过向家长解释病情，在家长理解并抱有合理期望值的情况下，可以选配助听器。佩戴耳的选择：①双耳听力障碍且听力图基本相同者，应双耳选配助听器，若只选一台助听器，左右耳可交替佩戴；②单耳验配助听器者，若双耳听力损失均≤60dB HL，选择听力较差的一侧验配；③单耳验配助听器者，若双耳听力损失均＞61dB HL，选择听力较好的一侧验配；④单耳验配助听器者，双耳听力损失差距较大，各频率＞20dB HL，选择听力曲线较平坦的一侧。

（二）转诊指标

遇到以下情况首先考虑医疗诊治：①快速进行性听力下降；②近期（尤其是半年）内发生的听力损失；③传导性听力损失；④伴有耳痛、耳鸣、眩晕或头痛者；⑤合并脑瘫、智力低下、交往障碍、发育迟缓等疾患的小龄听障儿童；⑥外耳道有耵聍栓塞且超过外耳道腔 25%或外耳道闭锁；⑦不明原因的明显不对称的听力损失。

（三）验配流程

1. 综合听力学评估 主要进行病史采集、耳科常规检查、听力测试、诊断与鉴别诊断。

2. 助听器验配 按照患者对助听器的价格、外观及其操作等的要求，结合听力测试结果，经助听器分析仪测试和验配公式计算所需的增益、输出和频响等主要指标，初步确定功能旋钮的位置。根据听障儿童耳郭及外耳道发育情况，进行耳模制作。进行适应性训练，并判断助听器验配是否适合，主要采用声场助听器听阈测定或语言听辨等助听效果评估方法。

3. 定期随访评估 在使用助听器过程中，儿童的听力状况会发生变化，需要定期评估和调试，复查时间为佩戴后的第1年内每3个月一次，之后每半年一次。

（四）助听效果评估

验配助听器后，需要进行听力补偿效果评估。对无言语能力的听障儿童进行声场测试，采用啭音、窄带噪音及滤波复合音为测试音，测试听障儿童的助听听阈；对有一定言语能力的听障儿童进行言语识别率评估。此外，还可以参考助听效果满意度调查问卷情况进行评估。

助听评估标准一般分为四级：一级为最适范围，音频感受范围在250～4000Hz，言语最大识别率在90%以上；二级为适合范围，音频感受范围在250～3000Hz，言语最大识别率在80%以上；三级为较适范围，音频感受范围在250～2000Hz，言语最大识别率在70%以上；四级为看话范围，音频感受范围在1000Hz以内，言语最大识别率在44%以上，需借助看话来理解语言。在选配助听器时，经助听器放大后的听力范围如在香蕉图内，则表明该助听器的助听效果很好，这对于听清和理解语言是至关重要的。

第四节 电子耳蜗植入

扫码"学一学"

一、电子耳蜗的组成

电子耳蜗植入是一种特殊的永久植入到耳蜗中的声-电转换装置，其功能是替代内耳毛细胞直接电刺激听神经而产生听觉，实现听力重建。过程包括术前评估、植入手术以及术后听觉言语康复。

体外部分由麦克风、言语处理器、传输线圈及连接导线组成。植入体内部分由接收-刺激器、电极组成。电子耳蜗的工作原理是：外界声音由言语处理器的麦克风采集并转换成电信号，经过特殊的编码处理，生成一种能保留语言特点和规律的电脉冲，再由发送装置变为无线电波通过戴在耳后的电磁感应线圈发射到体内。植入人体的接收线圈收到信号后，按照指令通过植入耳蜗内电极刺激听觉神经，经听神经传入大脑产生听觉。

二、电子耳蜗植入适应证及禁忌证

电子耳蜗植入的主要适应证是双耳重度或极重度听力障碍，不能受益于特大功率助听器，并且病变位于耳蜗的听力障碍患者。2003年，中华医学会耳鼻咽喉科学分会制订了《电子耳蜗植入工作指南（2003年，长沙）》，对电子耳蜗植入的适应证和禁忌证做了明确叙述。

（一）电子耳蜗植入适应证

1. 语前聋者 选择标准包括：①双耳重度或极重度感音神经性聋；②最佳年龄为12个

月至 5 岁的儿童，大于 6 岁的儿童或青少年需要有一定的听力语言基础；③佩戴合适的助听器，经过听力康复训练 3～6 个月后听觉语言能力无明显改善，即在最好助听聆听环境下开放短句识别率≤30%或双字词识别率≤70%；④无手术禁忌证；⑤家庭和（或）植入者本人对电子耳蜗有正确认识和适当的期望值；⑥有听力语言康复教育的条件。

2. 语后聋者　选择标准包括：①各年龄段的语后聋患者；②双耳重度或极重度感音神经性聋；③助听器无效或效果很差，开放短句识别率≤30%；④无手术禁忌证；⑤有良好的心理素质和主观能动性，对电子耳蜗有正确认识和适当的期望值；⑥有家庭的支持。

（二）电子耳蜗植入禁忌证

1. 绝对禁忌证　包括：①内耳严重畸形，如 Micheal 畸形、无耳蜗畸形等；②听神经缺如；③严重智力障碍；④无法配合语言训练；⑤严重的精神疾病；⑥中耳乳突有急慢性炎症尚未清除。

2. 相对禁忌证　包括：①全身一般状况差；②不能控制的癫痫；③没有可靠的康复训练条件。

三、电子耳蜗植入术前评估

电子耳蜗植入术前评估是从听力学和医学方面综合评价以决定患者是否适合实施电子耳蜗植入手术。所需要进行的术前评估包括以下内容：

（一）医学评估

通过术前医学评估确定患者身体状况是否可以手术，术前影像学评估对耳蜗发育和结构进行计算机辅助断层成像（CT）或磁共振成像（MRI），了解耳蜗结构发育的完整性以及有无畸形，为选择合适的手术方案提供依据。评估内容包括患者的总体身体健康状况，听力损失的病史、病因，以及耳蜗和外耳、中耳的发展状况等。

（二）听力学评估

通过听力学评估确定听力损失的类型及程度，包括耳声发射、声导抗测试、听性脑干反应、多频稳态诱发电位、听觉行为测试、言语测听、助听效果评估、前庭功能检查（有眩晕病史者）等。

（三）其他评估

主要包括语言能力评估，心理、智力及学习能力评估，儿科学或内科学评估，患者家庭生活状况及家庭支持体系等。

四、电子耳蜗植入后调试

一般在电子耳蜗植入后 1 个月左右即可开机编程，建议开机后的 1 个月内，每周调试一次，1 个月后可改为每两周或每月调试一次，随后为每 3 个月调试一次，最后每半年至 1 年到专业机构随诊一次。如果儿童出现对大声感到不舒服或拒绝佩戴言语处理器、言语感知能力下降（对自己的名字无反应）等现象，则需要重新进行编程调试。开机调试的内容包括：电极阻抗测试；言语编码策略选择；电流参数选择，如阈值（T 值）和舒适阈（C 值）、电极响度平衡测试、电极排序测试。

> ▣ **知识拓展**
>
>
>
> **听觉脑干植入**
>
>
>
> 　　目前除了电子耳蜗，还有其他类型的听觉植入装置，如骨锚式助听器、振动声桥、听觉脑干植入等。对于听神经缺失或严重损伤的听障者电子耳蜗植入是无效的，为了能对这一部分听障者提供有效的听力重建的方法，科学家们尝试开展脑干和大脑皮层的听觉植入（auditory brainstem implant，ABI）。听觉脑干植入的工作原理与电子耳蜗类似，都是由电极序列构成，不同的是电子耳蜗通过刺激耳蜗内的听神经纤维而获得听觉，而听觉脑干植入是将电极植入到第四脑室外侧隐窝内，越过耳蜗和听神经直接刺激脑干耳蜗核复合体的听神经元产生听觉。目前，将 ABI 用于耳蜗和耳蜗神经畸形、耳蜗神经缺失、耳蜗骨化，以及耳蜗植入手术失败的听障者，已获得较好的效果。

扫码"学一学"

第五节　听力障碍儿童的听觉言语评价

一、听觉功能评价

　　听觉能力是指人们通过后天学习获得的感知声音的能力，尤其是感知言语声的能力。根据患者听觉技能的发展过程，评估内容分为听觉察知、听觉分辨、听觉识别和听觉理解。

（一）听觉察知能力

　　听觉察知能力评价目的在于考察听障儿童有意识的判断声音有和无的能力，包括有意注意和无意注意。可使用主频明确的滤波复合音（如鼓、双响筒、锣等）、环境声、林氏六音（包括/m/、/u/、/a/、/i/、/sh/、/s/）。

　　无意注意评价方法是在安静环境中，由治疗师在患者不经意的状态下给声，并观察患者的反应。

　　有意注意评价方法是在患者理解听到声音举手或放积木的情况下治疗师给声。指导语："小朋友，如果听到声音，请把你放在耳边的积木放下"。

（二）听觉分辨能力

　　听觉分辨能力评价目的在于考察听障儿童分辨声音异同的能力。包括无意义音节的分辨和有意义音节的分辨两部分。评估内容均包括时长、强度、语速和频率四个方面。首先分辨差异较大的无意义音节，然后再分辨差异较小的有意义音节。在这 4 个特征中，时长最容易分辨，其次是强度，最难的是频率，尤其是高频音的分辨。可使用纸板式评估卡片，也可采用计算机软件进行评价。

　　评价方法是在安静环境中，让患者指出两个声音相同还是不同。指导语："小朋友，如果老师说的是一样的，就指这个（两个相同的圆形图片），如果老师说的是不一样的，就指这个（一个正方形图片和一个圆形图片）"。结果记录：得分（%）=（3x−n）/3x （x 为测试题数，n 为错误次数）。结果分析：总分<80%，需要立即干预。

（三）听觉识别能力

听觉识别能力评价目的在于考察患者把握音段、音位多种特性从而将声音识别出来的能力。评估内容包括语音均衡式识别和最小音位对比式识别两部分。语音均衡是指某语音出现在评估训练内容中的概率与日常生活中出现的概率相一致，评估时使用孙喜斌教授研发的《儿童语音均衡式识别能力评估》词表。最小音位对比式识别是根据汉语语音中仅有一个维度差异的原则编制的音位对比识别材料，评估时使用《儿童音位对比式识别能力评估》词表。该词表包括韵母识别和声母识别两部分。由于韵母比声母更容易识别，因此评估时先评估韵母识别再评估声母识别。

1. 语音均衡式识别 评价方法是在安静环境中，先出示一组三张测试图片，出示图片的同时发音，提示患者注意听，然后发出目标音，让患者选择；指导语："小朋友，找一找老师说的是哪个词"；测试材料包括韵母25组，声母25组；结果记录：按词表给词，正确的记为"1"，错误的记为"0"，得分（%）=正确数/测试题数。

2. 最小音位对比式识别 评价方法是在安静环境中，出示一对测试图片，出示图片的同时发音，提示患者注意听，然后发出目标音，让患者选择；指导语："小朋友，先跟我一起说图片的名字，然后我说哪一个你就指哪一个，好吗"；测试材料中，韵母识别可分为 4 组进行，共 92 对，声母识别可分为 6 组进行，共 87 对；结果记录：得分（%）=（3x−n）/3x（x 为测试题数，n 为错误次数）；结果分析：可与儿童音位对比式识别能力测试参考标准相比较，判断该患者是否需要进行听觉干预。

（四）听觉理解能力

听觉理解能力评价是考察患者将音和义结合的能力，以明确患者是否真正懂得声音的意义。评价内容主要包括单条件词语、双条件词语、三条件词语和短文理解。词语理解评价使用《儿童听觉理解能力评估词表》，短文理解使用主题对话或自由对话的方式采集语言样本进行分析。

评价方法是在安静环境中，出示一组四张测试图片，让患者选择目标词。指导语："仔细听，我说哪张图片的名字，你就指哪张图片"。测试词表包含 120 道题，包括一类至五类的单条件词语、双条件词语和三条件词语各 40 道。结果分析：得分（%）=正确数/测试题数。

二、言语功能评价

言语产生需要呼吸、发声、共鸣、构音、语音五个方面的功能，同时需要通过听觉、运动觉、触觉等内部反馈机制进行控制。听障儿童由于听不到或听不清，因此很难评价自己的发音并准确模仿发音，常表现出发音不清、音量不当、语调和声调不准等，大大降低了听障儿童的交往积极性，进而更加妨碍其言语、语言的发展，形成恶性循环。及时开展言语能力评价，可以为听障儿童的言语康复训练提供依据。

言语功能评价主要采用主观评价与客观评价相结合的方式。其中主观评价主要包括临床观察与听觉感知评价，如发声功能评价时主观评估嗓音质量的方法是 GRBAS 评价法，口腔共鸣主观评估采用聚焦描述表等。而客观评价主要为言语声学参数测量，如呼吸功能评价的参数有最长声时、最大数数能力等；发声功能评价时，衡量响度的声学参数有平均强度、强度标准差等，衡量音调的声学参数有平均基频、基频标准差等，衡量音质的声学参数有基频微扰、振幅微扰等；共鸣功能评价的参数有第一共振峰、第二共振峰、鼻流量等；

构音功能评价的参数有口腔轮替运动速率等。

三、语言能力的评价

语言能力评价的目的是获得某个听力障碍儿童的语言发展水平及其与正常幼儿相当的语言年龄，衡量语言能力发展是否平衡。主要包括口语表达和理解能力的评估。

由孙喜斌主编的《听力障碍儿童听觉、语言能力评估标准及方法》（2009）中的"语言能力评估"适用于学龄前听力损失儿童佩戴助听器或（和）植入电子耳蜗前后的语言能力评估，并根据听障儿童语言能力评估标准评价目前所处的级别（表8-3）。

表8-3 听障儿童语言能力评估标准

康复级别	词汇量（个）	模仿句长	听话识图	看图说话	主题对话	语言年龄（岁）
四	20	1~2	事物的名称	事物名称 简单行动	理解"呢"	1
三	200	3~5	动作、外形 机体感觉	事件中的主要人 物和行动	理解"什么""谁" "哪个""哪儿"	2
二	1000	6~7	个性品质、 表情情感	主要人物和 主要情节	什么时候 什么地方	3
一	1600	8~10	事件、情景	百字以内的 简单故事	怎么了、怎么样、 为什么	4

（一）语音清晰度

评价方法是主试者在50张语音清晰度测试的双音节词图片中选择其中一组25张，让儿童认读，每张图片读两遍，由4名测试人员根据儿童发音，将听到的内容按顺序写在纸上，主试者依据标准答案评分，按照每词正确得1分，每字正确得0.5分，每名测试人员满分25分，最后将各测试人员记录内容的分数累加，即可获得听障儿童的语音清晰度评分。

（二）词汇量

测试工具为《词汇等级测试词表》，分为四个等级，分别对应1岁、2岁、3岁、4岁的词汇水平。评价方法是由语训教师或家长将儿童掌握的词汇从《词汇等级测试词表》中划出，并补充被试者已掌握但词表中未出现的词汇，一并计算出被试者的词汇量，并根据语言能力评估词汇量等级标准评估目前所处的级别。

（三）模仿句长

测试工具为四组不同长度的句子及其配套图片，每组的等级与相应的语言年龄一致，从第一套到第四套分别对应1岁、2岁、3岁、4岁的语言年龄。评价方法是采用"听说复述"的方法，由主试者依次出示所有测试图片，读出测试内容后，要求被试者模仿说出。如果能正确模仿，则通过该级测试，不能正确模仿时，可抽取同级测试内容模仿。连续3次不能正确模仿则停止测试，以前一个通过的级别定级。

（四）听话识图

测试工具为四套图片及描述内容的语句，每一套包括三组不同的语句和图片，从第一套到第四套分别对应1岁、2岁、3岁、4岁的语言年龄。评价方法是由主试者出示某一级别的同组图片并描述其中一张内容，然后让受试者指出相应的图片。如能指出则通过本级别测试，进入下一级别测试。如果不能正确指出，换同级别的其他组图片。如果连续3次不能正确理解则停止测试，以前一个通过的级别定级。

（五）看图说话

测试工具为四套图片及难度不同的语句，从第一套到第四套分别对应1岁、2岁、3岁、4岁的语言水平。评价方法是从一级开始，由主试者出示一张图片并描述其内容，然后让受试者复述，根据受试者复述内容、语句完整程度及语言流畅度等语言要素评价。如果通过则进入下一级别测试。如果不能通过，可取同级别的另一张图片测试。如果连续3次不能正确理解则停止测试，以前一个通过的级别定级。

（六）主题对话

测试工具为四套图片及其相应的疑问句，从第一套到第四套分别对应1岁、2岁、3岁、4岁的语言水平。评价方法是由主试者出示一张图片并根据内容提出问题，要求听障儿童回答，如果能正确回答则进入下一级别测试。如果不能通过，可取同级别的另一张图片提问。如果连续3次不能正确理解则停止测试，以前一个通过的级别定级。

第六节　听力障碍儿童的听觉言语训练

扫码"学一学"

一、听力障碍儿童的听觉训练

听觉训练是指根据听觉能力评估的结果，选择适合的训练内容，采用恰当的手段和方法实施听觉能力训练并进行监控的过程。主要目的是提高患者利用残余听力的水平，使其"听得明白"。训练的方式包括正式训练和非正式训练，正式训练时有详细的教学计划，采用个体或集体授课的形式。而在日常生活中，可以进行非正式的训练活动，一般由家人对患者进行。听觉康复训练的步骤包括：听觉察知训练、听觉分辨训练、听觉识别训练、听觉理解训练。

1. 听觉察知训练　培养听障儿童的聆听习惯，让他们学会"注意听"，增强他们对声音的敏感性和察觉力。主要训练内容为音乐声、环境声、言语声（表8-4）。训练过程中，要帮助听障儿童建立察觉反应，即听到声音后能做出适当反应。

表8-4　听觉察知训练的主要内容

目标	内容
音乐声	低频（250～750Hz）：长号、大长笛、单簧管
	中频（1000～2000Hz）：长笛、小提琴、圆号
	高频（3000～4000Hz）：短号、双簧管
环境声	动物声：猫、狗、鸟叫声等
	自然环境声：流水声、下雨声、风声
	日常生活声：汽车笛声、电话声、敲门声
言语声	儿歌、童谣等
	林氏六音，其中/m//u/是低频音，/a//i/是中频音，/sh//s/是高频音
	不同频率的韵母和声母

训练时要在安静的环境下，每次给声之前，引导听障儿童模仿教师将食指指向耳朵，或将物品放在耳朵下面，做好聆听的准备。练习察知不同频率乐器声、环境声、言语声的有无。如与幼儿玩套圈游戏，同时引导幼儿将套圈放在耳边，在幼儿身后演奏不同的乐器，

声音出现时，引导其将手中的套圈举起摇晃示意"有声音"，然后将套圈套好，没有声音时，双手摊开示意"没有声音"。

2. 听觉分辨训练 培养听障儿童感受声音差异的能力。训练内容包括对环境声、音乐声、言语声的时长、强度、语速、频率的辨别，其中感受言语声是训练的重点和难点。

（1）分辨时长：辨听音节数量不同的词语。把音节数量不同的词语放在一组，让听障儿童辨听，如："西红柿""橘子"，难度由低到高依次是辨别三音节/单音节，辨别双音节/单音节，辨别三音节/双音节。训练时教师告诉孩子听到长音就画一条长线，听到短音就画一条短线。

（2）分辨强度：辨听响度不同的声音，如：模仿大猫和小猫的叫声，或者通过控制 6 个核心韵母/a//o//e//i//u//ü/的发音强度来进行训练。主要分三个层次：强/弱、中/弱、强/中。训练时教师出示大猫玩偶，并唱"我是一只大猫，我的声音很大，喵喵喵"，家长引导孩子观察卡片，并再一次语言输入"它是一只大猫，它的声音很大，喵喵喵"，让孩子学一学大猫叫声。家长出示小猫玩偶，训练方法同上，帮助孩子理解并模仿小猫的叫声。玩躲猫猫游戏，教师模仿大猫和小猫的叫声，让孩子拿出相应的玩偶，区分"哪只猫藏起来了"，进行声音大小的辨听。

（3）分辨频率：拟声词在频率特性上差异较为显著，辨听难度最低，通常会作为最开始辨听的内容，常用的拟声词有交通工具发出的声音和动物叫声。训练时教师呈现一组动物玩具或图片，每出示一个玩具时都发出相应动物的叫声，反复几次后，教师发出声音，让孩子找是谁的叫声。此方法也可用于分辨不同交通工具发出的声音，还可以辨别不同人的声音。

3. 听觉识别训练 培养听障儿童将声音和事物联系起来的能力。训练内容包括词语识别（表8–5）和音位识别（表8–6）两部分，音位识别需要听障儿童具备词语识别的基础，因此先进行词语识别训练。训练方式有闭合式和开放式两种。

（1）闭合式训练：训练时将声母或韵母放到有意义的词、句中进行识别，事先给听力障碍儿童一定的选择范围，呈现声音刺激后要求儿童在该范围内选择对应的事物。按照由易到难的原则，选择范围由小变大，词语的识别顺序由多音节词→单音节词→音素，关键词数量由少到多。增加关键词的数量，目的是提高听觉记忆能力，有利于发展交流能力。训练内容：①辨听音节数量相同但差异显著的词语；②辨听音节数量相同，发音较为接近、易混淆的词语；③识别韵母不同，声母和声调都相同的词语；④识别声母不同，韵母和声调都相同的词语。

表8–5 词语识别训练

目标	组别	内容（举例）
最常用： b、d、zh、g、j、l、sh	三音节词 双音节词 单音节词	马铃薯、西红柿、面包师、办公室 爸爸、拉面、报纸、电视 读、找、包、梨
常用： h、x、q、m、t	三音节词 双音节词 单音节词	小汽车、青苹果、喝豆浆、好天气 妈妈、喝水、同学、汽车 鞋、兔、钱、河
次常用： z、s、c、k、r、ch、p n、f	三音节词 双音节词 单音节词	早上好、开汽车、吃早饭 飞机、快餐、苹果、吃饭 车、盆、开

表8-6　音位识别训练

目标	组别	内容（举例）
韵母识别	相同结构不同开口	容易和稍难：e/ü 鹅/鱼、饿/玉 较难：ia/ua 鸭/娃、鸦/蛙 很难：an/uan 寒/环、汉/换
	相同开口不同结构	容易和稍难：i/ia 鸡/家、挤/加 较难：ia/iao 家/脚、加/教 很难：uai/uan 怀/环、坏/换
	相同结构相同开口	容易和稍难：a/e 辣/乐、哈/喝 较难：ing/iong 轻/穷、醒/熊 很难：ang/eng 钢/耕、行/横
	前鼻音和后鼻音	容易和稍难：an/ang 蓝/狼、杆/钢 较难：ian/iang 线/香、掀/箱 很难：wen/weng 温/翁、问/瓮
声母识别	擦音与无擦音	容易和稍难：h/无擦音 河/鹅、喝/饿 较难：s/无擦音 色/饿、思/医
	清辅音和浊辅音	容易和稍难：ch/r 愁/肉、绸/柔 较难：n/s 怒/素、弩/酥 很难：m/f 木/斧、母/父
	送气音和不送气音	容易和稍难：d/t 打/塔、稻/套 较难：z/ch 栽/柴、走/愁 很难：j/q 鸡/七、江/抢
	相同方式不同部位	容易和稍难：d/c 读/醋、打/擦 较难：z/sh 走/手、足/书 很难：t/c 图/醋、塔/擦
	相同部位不同方式	容易和稍难：sh/h 书/虎、蛇/河 较难：p/k 跑/烤、爬/卡 很难：f/s 父/酥、风/僧
	卷舌音与非卷舌音	很难：ch/c 翅/刺、池/瓷

（2）开放式训练：不提供任何选择范围，直接提供声音刺激后，要求儿童再现出来，再现的方式可以是复述，如听到"飞机"后模仿说出"飞机"或者用手势模仿出"飞机"。开放式识别训练的发展阶段可参照闭合式听觉训练的发展阶段。

4. 听觉理解训练　听觉理解训练是提高听障儿童将音和义结合的能力，使其真正懂得声音的意义。训练内容包括词语理解和短文理解训练两部分。训练方式有闭合式和开放式两种。

（1）闭合式听觉理解训练：训练时事先给听力障碍儿童一定的选择范围，提供声音刺激后要求儿童在该范围内选择对应的事物。按照由易到难的原则，选择范围由小变大，词语的理解顺序由单条件词语→双条件词语→三条件词语，关键词数量由少到多。如开始训练时有一个关键词，问"帽子在哪？"；接下来增加关键词，问"红色的帽子在哪？"。训练内容：①理解单条件、双条件、三条件词语（表8-7）；②理解短文：要求幼儿根据训练者的描述，从备选物品中选出对应项。

表8-7　词语理解训练

目标	组别	内容（举例）
单条件词语	名词	猪、羊、牛、鸭；苹果、香蕉、饼干
	动词	吃、喝、穿、看
	形容词	长长的、短短的、红色的、黄色的
双条件词语	主谓短语	小猫在钓鱼、小狗在钓鱼、小猫在吃鱼、小狗在吃鱼
	介宾短语	小猫在床上、小猫在床下、小猫在树上、小猫在树下
	偏正短语	蓝色的衣服、黑色的衣服、蓝色的鞋、黑色的鞋
	并列短语	鼻子和眼睛、围巾和帽子
	动宾短语	吃苹果、画汽车、擦皮鞋

续表

目标	组别	内容（举例）
三条件词语	主谓短语	小猫在河里钓鱼、小狗在河里钓鱼、小猫在河里吃鱼、小狗在河里吃鱼
	介宾短语	苹果在桌子的上面、苹果在桌子的下面
	偏正短语	一件粉色的衬衣、两件黄色的外套
	并列短语	橘子、苹果和香蕉，西瓜、草莓和葡萄
	动宾短语	洗黄色的衬衣、晒白色的毛巾

（2）开放式听觉理解训练：训练时不给出选择范围，主要采用复述、问答、开放式对话交流等形式对听障儿童实施的听觉理解训练。

二、听力障碍儿童的言语训练

听障儿童的言语训练包括呼吸训练、发声与构音器官训练、构音语音训练、韵律训练等。发音与听力有密切的关系，因此要与听觉训练密切配合，同步进行。具体内容参见本书第二章构音障碍。

三、听力障碍儿童的语言与交际训练

听障儿童语言与交际训练应遵循儿童言语语言发展规律，创设语言交流环境，在听觉训练的基础上，通过有意义的互动交流，培养听障儿童自主进行语言交流的习惯和能力。主要目的是帮助听障儿童掌握恰当的沟通技巧，理解并正确表达词汇、语句。

1. 词语训练 主要以名词、动词、形容词学习为主，词汇训练要遵循以下三个原则：①注重日常生活中的积累，积累到一定量时可采取游戏的方式进行分类；②多感官体验，帮助理解词汇；③先学习基本词，再学习复杂词，一般先从学习名词开始。

2. 句子训练 主要以陈述句、祈使句、疑问句、感叹句等学习为主，一般先学习陈述句、祈使句，再学习疑问句、感叹句。学习陈述句时，先学简单陈述句，使听障儿童进行替换练习，并且不断扩展。简单句式的句子达到一定水平后，可以训练句式变换，如把字句和被字句。复句的表达形式比单句复杂，在最后学习阶段，需要设计一定的情景，在情境中先引出单句，然后用特定关联词连接单句。句子训练可以放在日常对话情景中，通过在日常对话中提供句子运用的机会，也是锻炼听障儿童思维的过程。

3. 对话训练 是指在良好的语言环境中，帮助听障儿童学习倾听别人谈话和围绕一定话题谈话，习得与别人交流的方式和规则。一般采取角色游戏的形式，在特定的环境下进行。在游戏中，教师（或家长）只是起引导角色，引导听障儿童成为对话游戏的主导者。

4. 复述训练 主要以听故事或看图听故事为基础，然后由听障儿童复述故事内容。在此基础上，还可以采用实物讲述、续编故事、生活经历讲述等进一步拓展儿童的语言。通过复述训练，听障儿童逐渐能用自己的话表述意思。

═══ 本 章 小 结 ═══

听力障碍儿童的听觉言语障碍是儿童语言障碍之一，在尽早实施听力补偿或重建的基础上，开展听觉言语和语言交际训练尤为重要。通过本章内容的学习，要求能在具备听力障碍的诊断及补偿与重建的理论基础上，清晰把握听力障碍儿童听觉言语评价方法，并实

施康复训练，指导听力障碍儿童家长注重日常生活中的积累和实际应用。通过学校开展的实训课及临床实践，独立完成听力障碍儿童的听觉言语评价及训练工作。

习 题

扫码"练一练"

一、选择题（以下每一道题下面有 A、B、C、D、E 五个备选答案。请从中选择一个最佳答案）

1. 下列哪项不属于传导性耳聋的常见病因

A. 耵聍栓塞　　　　　　　　　　B. 听神经瘤

C. 先天性外耳道闭锁　　　　　　D. 中耳炎

E. 中耳听骨链缺失

2. 下列哪一个是描述听力水平的名词

A. 响度　　　　B. 分贝　　　　C. 听阈值　　　　D. 声长

E. 频率

3. 新生儿听力筛查常用的是

A. 耳声发射测试　　B. 声导抗测试　　C. 视觉强化测听　　D. 游戏测听

E. 行为观察测听

4. 根据 2011 年《残疾人残疾分类和分级》标准，听力残疾分为多少级

A. 八　　　　B. 六　　　　C. 五　　　　D. 四

E. 三

5. 根据 2011 年《残疾人残疾分类和分级》标准 GB/T 26341—2010，重度聋是指平均听力损失在

A. ＞90dB HL　　B. 81～90dB HL　　C. 61～80dB HL　　D. 41～60dB HL

E. ＞80dB HL

6. 下列哪项不是电子耳蜗植入的适应证

A. 双耳重度或极重度感音神经性聋的 12 个月至 5 岁的语前聋者

B. 语后聋者

C. 无手术禁忌证

D. 对电子耳蜗有正确认识和适当的期望值

E. 听神经缺如

7. 下列哪项不是电子耳蜗植入术前评估内容

A. 影像学评估　　　　　　　　　B. 语言能力评估

C. 智力评估　　　　　　　　　　D. 家庭及康复环境

E. 运动能力

8. 电子耳蜗植入的工作原理是将声信号转换为电信号后直接刺激什么部位而产生听觉

A. 鼓膜　　　　B. 镫骨肌　　　　C. 听骨链　　　　D. 听神经末梢

E. 前庭窗

9. 听障儿童辨音训练不包括

A. 声音的时长　　B. 声音的频率　　C. 声音的响度　　D. 声音的语速

E. 声音的有无

10. 林氏六音不包括

A. /m/   B. /u/   C. /a/   D. /i/

E. /r/

11. 下列哪项不是听障儿童语言能力评价的内容

A. 呼吸功能   B. 模仿句长   C. 词汇量   D. 听话识图

E. 语言清晰度

12. 培建听障儿童的听觉能力，正确的顺序是

A. 声音的分辨　声音的察知　声音的识别　声音的理解

B. 声音的察知　声音的分辨　声音的识别　声音的理解

C. 声音的识别　声音的察知　声音的分辨　声音的理解

D. 声音的察知　声音的识别　声音的分辨　声音的理解

E. 声音的察知　声音的理解　声音的识别　声音的分辨

二、思考题

患者，男，3 岁；否认感染史、用药史、黄疸史；有家族史，其父母均为聋哑人；听力初筛未过，42 天复筛未通过，6 个月进行听力学检查诊断为：重度先天性感音神经性聋，在当地未采取助听治疗。

1. 对该患者应采取的听觉干预措施是什么？

2. 如何进行听觉言语康复训练？

（李凌雁）

参考答案

第一章

1. D 2. A 3. A 4. D 5. E 6. B 7. C 8. B 9. B 10. B 11. C 12. D
13. A 14. D 15. A 16. E 17. A 18. A

第二章

1. B 2. D 3. C 4. D 5. C 6. E 7. B 8. B 9. E 10. D 11. D 12. A
13. A 14. E 15. E

第三章

1. C 2. A 3. C 4. B 5. D 6. B 7. A 8. C 9. B 10. D 11. C 12. B
13. D 14. D 15. B 16. C 17. B 18. B 19. A

第四章

1. A 2. C 3. D 4. E 5. D 6. C 7. B 8. A 9. C 10. B 11. C 12. D
13. C

第五章

1. D 2. B 3. C 4. E 5. A 6. D 7. C 8. C 9. A 10. E 11. D 12. D
13. D 14. C 15. A 16. B 17. C 18. B 19. E 20. D

第六章

1. B 2. D 3. D 4. E 5. A 6. A 7. C 8. A 9. B 10. D 11. E 12. E
13. C 14. E 15. C 16. E 17. C 18. D 19. D 20. C 21. E

第七章

1. B 2. C 3. C

第八章

1. B 2. C 3. A 4. D 5. B 6. E 7. E 8. D 9. E 10. E 11. A 12. B

参考文献

［1］王左生，王丽梅. 言语治疗技术. 2 版. 北京：人民卫生出版社，2014.

［2］李胜利. 言语治疗学. 2 版. 北京：华夏出版社，2014.

［3］李福胜，张婷，曾西. 言语治疗技术. 武汉：华中科技大学出版社，2012.

［4］焦守恕. 脑研究进展—连载 5——言语的脑机制. 北京第二医学院学报，1981（03）：243－248.

［5］黄昭鸣，杜晓新. 言语障碍的评估与矫治. 上海：华东师范大学出版社，2006.

［6］李胜利. 语言治疗学. 2 版. 北京：人民卫生出版社，2013.

［7］万萍. 言语治疗学. 北京：人民卫生出版社，2012.

［8］牟志伟，言语治疗学. 上海：复旦大学出版社，2009.

［9］李晓捷. 人体发育学. 2 版. 北京：人民卫生出版社，2013.

［10］孙韡郡，施雅丹，黄昭鸣，杜晓新. 发声障碍的促进治疗. 上海：华东师范大学出版社，2011.

［11］刘树伟，李瑞锡. 局部解剖学. 8 版. 北京：人民卫生出版社，2013.

［12］张磊，周林灿，黄昭鸣. 语言康复训练实用手册. 上海：华东师范大学出版社，2010.

［13］贾建平，陈生弟. 神经病学. 7 版. 北京：人民卫生出版社，2013.

［14］陈小娟，张婷. 特殊儿童教育与康复文库. 南京：南京师范大学出版社，2015.

［15］全国卫生专业技术资格考试专家委员会. 康复医学与治疗技术. 北京：人民卫生出版社，2013.